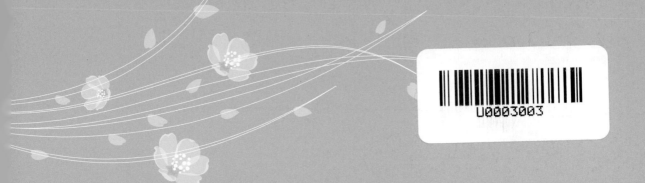

新素心素

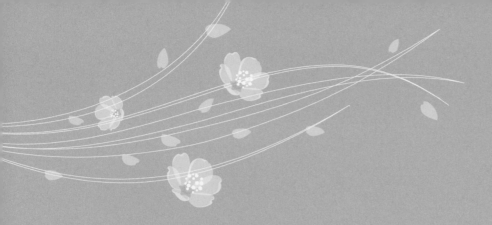

新素 心素

新素 心素

兒童　青少年　成　年　更年期　銀髮族

70道 營養素食處方

總目錄 ｜ C o n t e n t s

Part 1 我們全家都愛吃素 ●●●

基礎篇

【全家健康吃素的 3 大要訣】

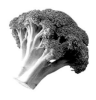

【全家日常飲食保健 5 大問題】

【全家疾病飲食保健 9 大要訣】

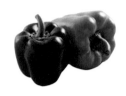

Part 2　全家人的健康美味素食譜 ●●●

應用食譜篇

幼兒＆兒童期　營養發育食譜

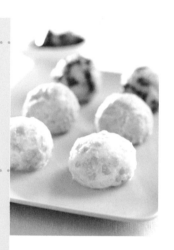

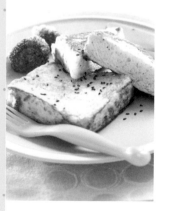

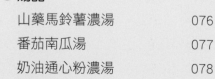

本節主筆
林呈蔚 營養師

5

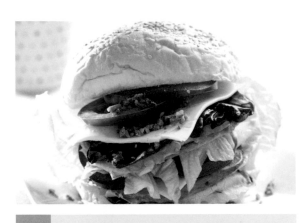

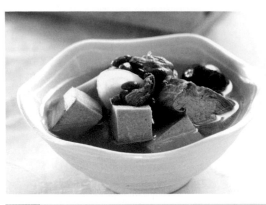

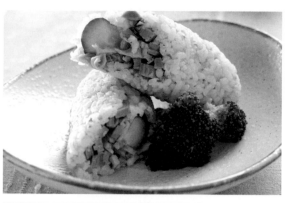

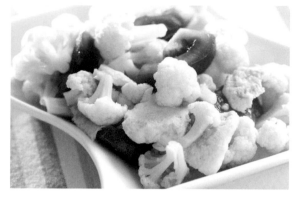

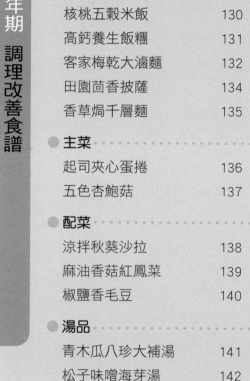

本節主筆　邱雪婷 • 張亞琳營養師

本節主筆　林育芳營養師

食材索引

品名		食材應用頁碼		
蔬菜類	白蘿蔔	132、143	九層塔	102、134、135、165
	胡蘿蔔	68、70、72、74、76、78、106、115、116、118、132、137、142、143、158、160	薑	70、74、75、77、92、102、103、104、105、118、120、123、131、137、138、139、141、142、143、145、156、162、166
	馬鈴薯	76、80	油菜	135
	竹筍	91、162	紅鳳菜	139
	荸薺	92、103	莧菜	143
	蓮藕	119	雪菜	70
	地瓜	145	秋葵	138
	小白菜	133	酸菜心	160
	綠蘆筍	64、98、116	綠花椰菜	76、80、115、134、170
	蘆筍	131、136	白花椰菜	164
	芋頭	107	小黃瓜	66、97、116、131、154、158
	山藥	145	冬瓜	105、123
	紫山藥	76	苦瓜	104、168
	百合	98	番茄	94、96、106、154、164
	綠豆芽	158	牛番茄	77、134、135、143
	豆芽菜	72、91、97	四季豆	166
	豌豆芽	106	南瓜	77
	高麗菜	75、156	玉米筍	132
	紫高麗菜	94、106	玉米粒	66、68、80、90、143
	紅甜椒	64、88、96、98、106、123、166	黃甜椒	64、96、98、106、137、166
	西洋芹	106	芹菜	78
	香菜	91、100、123	青椒	96
	香椿嫩芽	103	辣椒	102、140、162
	空心菜	166	金針花	105
	青江菜	92、160	毛豆	137、140

品名		食材應用頁碼		
蔬菜類	萵苣	154	青豆仁	68、88
	美生菜	94、106、116	豌豆仁	117
	紫生菜	116	花生	72、116、147
	紅辣椒	100	蓮子	156
菇 類	乾香菇	91	杏鮑菇	137
	鮮香菇	74、117、118、134、135、170	香菇	92、115、132、136、139、141、156、160、162
	鮑魚菇	160	洋菇	96、117
	柳松菇	68、74	蘑菇	78、115、165
	金針菇	74、117	花菇	105
	鴻喜菇	114、117	猴頭菇	104
海藻類	紫菜	66		
	海苔皮	64		
	海帶芽	142、167		
豆類及豆製品	素鬆	88	豆腐	103、142
	素肉鬆	64	凍豆腐	102
	素火腿	66、88、90、91、116、120、123、131、136、156、170	嫩豆腐	167
	素培根	115	板豆腐	70
	素雞	104、120、156	傳統豆腐	132
	素排	94	五香豆乾	72
	素蝦	96	百頁豆腐	162
	素肉	92、141	生豆包	114
	素燻肉	100	豆包	118
	燉素羊肉	141	紅豆枝	116
乾貨類	藍莓乾	62	梅乾菜	132
	乾無花果	131	葡萄乾	155
	蘿蔔乾	131		

食材索引

品名		食材應用頁碼		
水果類	香蕉	83	蘋果	62
	鳳梨	88、96	草莓	106、122
	檸檬	146	酪梨	122
	柳橙	82、119、146	無花果	145
	奇異果	122	火龍果	146
	木瓜	172	哈密瓜	146
	青木瓜	141	聖女番茄	146
	葡萄	82		
穀物 & 堅果類	白米（白飯）	88	紅豆	144、173
	糙米	130	黃豆	131
	紫米	130	黑芝麻	73、90、131
	糯米	64	薏仁	62、103
	紫糯米	90、144	杏仁	62、137
	胚芽米	131	熟杏仁	83
	五穀米	66	核桃	94、130、135
	壽司米	64	松子	130、142
	小米	130、173	腰果	94、131
	燕麥	62、130、155	蜜腰果	98
	蕎麥	130	亞麻仁籽	131
奶蛋類	鮮奶	62、73、78、107、115、172	全脂奶粉	76
	低脂高鈣鮮奶	147	低脂奶粉	155
	全脂牛奶	83	雞蛋	64、66、68、73、97、158、164、170
	起司	80、94、136	蛋白	103
	起司粉	115	DHA 智慧蛋	136
	原味無糖優酪	106	乳酪絲（起司絲）	96、114、134、135
	無糖優格	122	低脂乳酪（低脂起司）	97、154

品名		食材應用頁碼		
中藥類	枸杞	75、80、104、120、156	桂圓	144
	白果	98	八角	162
	紅棗	120、156	花椒	162
	當歸	120	甘草	162
香料類	迷迭香	68	茴香子	134
	羅勒	114	巴西里	135
其　他	素高湯	76、77、104、105、120、158、160、167、170	烤過的吐司丁	76
	蜂蜜	62	披薩皮	96、134
	黑糖蜜	145、146	河粉	91
	椰奶	147	麵線	156
	香椿醬	88	烏龍麵	68
	玉米醬	78	通心粉	78
	玉米粉	64、70、73	螺旋麵	114
	太白粉	92、115、117	義大利麵	115
	洋菜粉（濃縮洋菜）	82、172	綠蔬菜麵	132
	蒸餃皮	92	千層麵皮	135
	蛋餅皮	97	全麥麵條	158
	春捲皮（潤餅皮）	72、116	蒟蒻絲	158
	漢堡麵包	94	西谷米	107、147
	全麥厚片吐司	73	香菇丸	132
	全麥薄片吐司	154		

〔特別說明〕　　文／林育芳（台北慈濟醫院營養師）

●●● 營養分析導讀

世界上的食物有那麼多種，而營養學便把營養成分相似的食物分在同一類，共分為六大類，分別為：主食類（**五穀根莖類**）、蔬菜類、水果類、肉魚豆蛋類、奶類及油脂類。事實上，每種類的食物提供給人們的功能、營養成分比例皆不相同，這也就是為什麼這本食譜除了提供讀者料理做法外，也將各菜餚的營養分析計算出來。畢竟，我們常攝取到的均以混合性食物為主，若讀者可以更了解各種混合性食物所包含的營養素為何，那麼，飲食的攝取將可更為均衡、豐富。

目前坊間有許多書籍、網路都有介紹六大類食物的相關資料，而以下說明，則是更進一步提醒讀者，如何看這本書的營養分析。

六大類食物一份計量營養分析

種類	一份計量	營養分析
主食類 五穀根莖類	1/4 碗飯	＊蛋白質 2g ＊醣類 15g ＊熱量 70 大卡

種類	一份計量	營養分析
蔬菜類	＊蔬菜重量＝約 100 公克 ＊熟後重量＝約 1/2 碗的量	＊蛋白質 1g ＊醣類 5g ＊熱量 25 大卡

種類	一份計量	營養分析
水果類	*整顆蘋果、柳丁、奇異果或橘子等,約一個拳頭大小 *小番茄、葡萄或荔枝等;小顆約 13 顆,大顆約 5 顆 *櫻桃或龍眼等,約 9 顆 *木瓜、哈密瓜、芒果或鳳梨等;1/2 碗～ 8 分滿碗 *西瓜約 1 碗 *香蕉或芭蕉;大的約 1/2 根、較小約 1 根	*醣類 15g *熱量 60 大卡

種類	一份計量	營養分析
豆蛋類	低脂 * 1 塊生豆包= 25 公克 * 1 杯豆漿= 240 毫升(40 公克) 中脂 * 1 顆蛋=約 55 公克 *干絲、百頁、百頁結= 25 公克 *五香豆乾= 45 公克 *素雞= 50 公克 *豆腐、嫩豆腐= 1 個田字型、1/2 盒(約 110 公克) 高脂 *麵筋泡= 20 公克	低脂 *蛋白質 7 g *脂肪 3g *熱量 55 大卡 中脂 *蛋白質 7 g *脂肪 5g *熱量 75 大卡 高脂 *蛋白質 7 g *脂肪 10g *熱量 120 大卡

種類	一份計量	營養分析
奶類	全脂奶 ＊全脂奶＝1杯（240毫升） ＊全脂奶粉＝4湯匙（35公克） 低脂奶 ＊低脂奶＝1杯（240毫升） ＊低脂奶粉＝3湯匙（25公克） 脫脂奶 ＊脫脂奶＝1杯（240毫升） ＊脫脂奶粉＝3湯匙（25公克）	全脂奶 ＊蛋白質 8g ＊脂肪 8g ＊醣類 12 g ＊熱量 150 大卡 低脂奶 ＊蛋白質 8g ＊脂肪 4g ＊醣類 12g ＊熱量 120 大卡 脫脂奶 ＊蛋白質 8g ＊醣類 12g ＊熱量 80 大卡

種類	一份計量	營養分析
油脂類		＊脂肪 5g ＊熱量 45 大卡

　　由以上的介紹，相信讀者可以更為了解這本食譜所標示之營養分析的意義。首先，要先了解您所選擇的食物是屬於哪一種類？再者，每種種類所謂的一份量為何？接下來即可了解其所含有的營養素及熱量約為多少。

　　而此書中的應用食譜，均以4人份的份量提供讀者，讀者可視家中成員多寡，調整份量，吃的營養又不浪費食材。相信在這樣逐一的分析及份量掌握下，素食飲食也可以吃的很健康、均衡。

六大類食物種類 & 功能分析

主食類
（五穀根莖類）

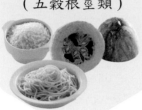

▶ 多分布於穀類，如米飯、麵、麥、玉米、紅豆、綠豆、薏仁、蓮子等；根莖類，如馬鈴薯、芋頭、蓮藕、菱角、山藥等；果實，如南瓜等。

功能：提供醣分及熱量。

蔬菜類

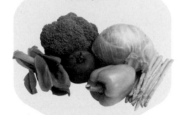

▶ 多分布於菇類（菌類）及葉菜類，如香菇、鮑魚菇、木耳、菠菜、地瓜葉等；海藻類，如海帶、紫菜等；芽菜，如綠豆芽、苜蓿芽、黃豆芽；新鮮豆莢，如長豆、豌豆夾、甜豆莢；瓜類，如胡瓜、小黃瓜、苦瓜；根莖類，如胡蘿蔔、牛蒡、菜頭（白蘿蔔）。

功能：提供豐富的維生素、礦物質、纖維質等營養成分。

豆蛋類

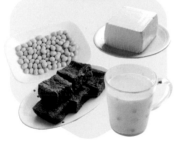

▲ 豆類，如黃豆、黑豆等；黃豆製品，如豆漿、豆腐、豆包、素豆雞、豆乾、干絲、素火腿等素料。

功能：含豐富蛋白質，為人體建造、修補組織所需。

水果類

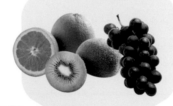

▶ 各式水果。

功能：提供維生素、礦物質、纖維質、醣類、熱量。

油脂類

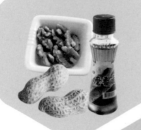

▶ 各式烹調用油，如植物油、動物油；堅果類，如花生、開心果、瓜子等；其他食物，如沙拉醬等。

功能：提供熱量。

奶類

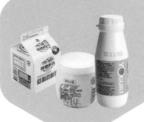

▶ 各種奶類，如牛奶、羊奶、奶粉及奶製品，如優格、優酪乳等。

功能：提供豐富的蛋白質、鈣質。

●●● 預約素食好智慧
　　　養身淨心過生活

◎文／蔡勝國（前台北慈濟醫院院長）

素食健康又兼顧環保，誠可謂「養身」又「淨心」。養身，歸諸於素食可減少血中膽固醇、血脂濃度，可減少高血壓、腦中風等症狀；淨心，則在於心存善念、不殺生。

台北慈濟醫院自2005年啟業以來，醫療團隊時時相互勉勵，彼此叮嚀，以服務病人的健康為首要任務；營養組團隊戰戰兢兢，不斷集思廣益，推陳出新，終於推出《新素‧心素》素食食譜。

每道菜色，不僅講究精緻，更重視營養調配，包括主食、主菜、副菜、湯品、點心，不但營養且可養生治病，字裡行間亦透著濃郁的人文氣息，蘊含生活的智慧。《新素‧心素》食譜，最難能可貴的是「老少咸宜」，適合全家一起走進素食世界，為自己的健康加分。

這本食譜介紹的每一道菜色，無論是營養成分、食量，皆經過仔細換算，都各具特色，不僅可配合改善各種疾病的特殊需要，還針對幼兒期、兒童期、青春期、成年期、銀髮期等人生階段，搭配不同的飲食素食材料，提供不同的料理方法，以滿足各年齡層的成長及健康維護需要。

最後感謝營養組的營養師，在繁忙工作之餘，以個人之智慧、團隊的精神，編寫這本既有人文又健康的素食食譜，邀國人一同預約素食好智慧，養身淨心過生活。

Part 1

我們全家都愛吃素

全家**健康吃素**的 3大要訣

1 掌握營養素，營養均衡才健康

素食也能吃的均衡，吃的健康。只要將每日必需的營養素均衡適量的分配，相信吃素一定能吃的健康而且無負擔。

以下敘述素食者每日應攝取的食物，及富含該營養素的食材，供讀者參考。希望各位讀者可以對營養素有更深一層的了解，進而將其應用在每日的飲食中。

蛋白質是構成肌肉、器官及內分泌腺的主要材料，食物中的蛋白質經過分解消化之後產生各種胺基酸，而胺基酸是用來提供身體組織修補的原料，另外胺基酸可被用來合成免疫蛋白、脂蛋白、血紅蛋白及膠原蛋白等，攝取足夠的蛋白質是維持身體正常生長，及功能正常運作所必需的。

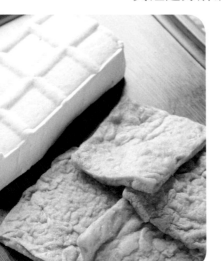

黃豆可說是素食者主要的蛋白質來源，尤其是全素食者，而蛋奶素的讀者則另有蛋類及乳製品作為蛋白質的來源，建議全素食者利用全穀類搭配乾豆類食用，不僅可以使飲食多元化，也可以同時攝取到足夠的胺基酸，此種互補作用可讓全素食者攝取到優質的蛋白質。

醣類也就是所謂的碳水化合物，最能快速提供身體能量的物質，尤其是神經系統、腦、肺部及心臟更是以葡萄糖為主要的能量來源。醣類有節省蛋白質的作用，也就是說，攝取足量的醣類

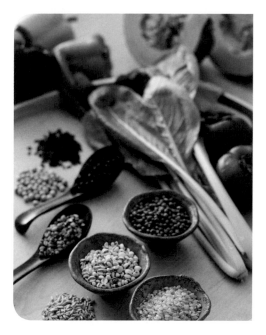

可以避免體內蛋白質的消耗，建議每日至少須攝取50～100克的醣（等同1～2碗穀類）。另外，醣類亦可避免脂肪組織過度分解而引起酮體在體內堆積，造成脫水及大量陽離子的流失。

醣類可經由攝取富含澱粉的食物取得，如穀類、麵粉製品等，建議攝取複合醣類，如五穀飯、地瓜、南瓜等，代替精製醣類，如白米、白麵粉、砂糖等，因為複合醣類富含膳食纖維，可維持腸道蠕動與體內廢物的排出。

食物中的油脂經分解後會形成飽和及不飽和脂肪酸，許多研究都顯示過度攝取飽和脂肪酸容易引起心血管疾病。飽和脂肪酸大都存在於動物性食物，和部分植物性的油脂，如椰子油、棕櫚油。素食者最常攝取的堅果類富含不飽和脂肪酸，適量攝取不飽和脂肪酸可以降低血中膽固醇，但如果攝取過量亦是容易造成肥胖，引起慢性疾病。

建議烹調菜餚宜使用植物性油脂，如大豆油、花生油或橄欖油等，而平日習慣低油烹調飲食的素食讀者，每日建議可攝取1湯匙的堅果類來補充足夠的必需脂肪酸，及少量的維生素及礦物質。

維生素及礦物質對我們而言需要量雖然不多，但卻是必需的，它們參與體內各種反應，但不提供能量。維生素及礦物質大多分布於各大類食物中，因此均衡的飲食相當重要。另外部分維生素及礦物質會因為烹調而流失或失去活性，故應避免長時間高溫烹調蔬菜及水果，這樣才能攝取到較多的營養素。

比起葷食，素食的讀者相對地會攝取到較多的蔬菜，建議每天應攝取不同顏色的蔬菜及水果，綠葉蔬菜含豐富的鐵質及葉酸，而黃紅色蔬果則含較多的β-胡蘿蔔素，建議讀者每餐食用多種顏色食物，可以同時攝取到不同的營養素而達到均衡飲食的目的。

2 掌握健康烹調，素食美餚簡單上手

時代的改變，使職業婦女增加，又因為市面上半成品或速食愈來愈容易取得，使得現在許多家庭都減少在家烹調的次數。然而外食往往都是高油、高鹽及高糖的食物；另外在食品衛生安全方面，也是令人擔心。

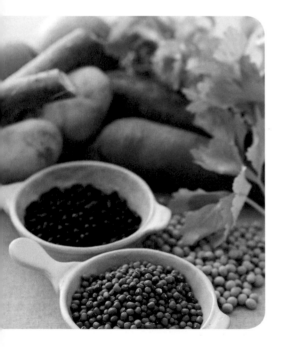

其實在家烹調既方便、安全又健康，只要慎選食材，改變傳統的烹調方式，在家烹調食物絕對是第一首選。

食材的選擇以最新鮮、最少食品添加物的食材為主，但也因為如此，正確的貯存食物亦是重要的，最好能在最短的時間內將食物食用完畢。烹調適量食物，避免剩餘過多菜餚，剩菜應妥善盛裝並冷藏或冷凍。

素食者購買黃豆製品的機會較高，應避免購買來路不明的產品，選擇有信用的店家或有合法標示的產品。

改變烹調的方式亦是保持健康的方法之一，如利用蒸、煮、燉、燒及拌等方式烹調處理食物，不僅能吃出食物的原味，更能減少過多熱量的攝取。

24

炸或煎的方式對於處於標準體重的讀者來說，偶爾嚐之不為過，但要注意慎選使用油。

適合油炸的植物油為棕櫚油或精製過的黃豆油，油炸食物時，油溫七分熱即可（將竹筷放入油鍋中，筷子周圍起泡即可），如果炸油溫度過高，油脂氧化劣變會產生致癌物質，危害健康。

橄欖油或其他富含不飽和脂肪酸的植物油在高溫下不穩定，故不適合油炸，但可用來拌炒。因此，仍是建議不要過度食用油炸的食物，以免影響健康。

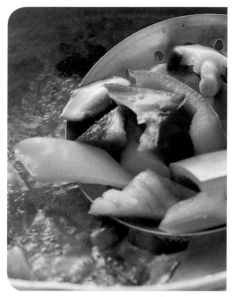

▲ 可多利用汆燙的烹調方法，不僅能吃出原味，也能減少熱量的攝取。

使用烤箱燒烤食物時，應注意避免溫度過高而造成燒焦的情形，尤其是富含蛋白質的食物，另外燒焦部分含致癌物質，應避免食用或與富含維生素C的食物一起食用，可以減少致癌物質傷害身體。

菜色的搭配是另一健康吃素的方式，每餐攝取不同顏色的食材，不僅能刺激食欲，也能從不同食物中獲取有益的營養素，例如一碗地瓜飯就比一碗白飯來的吸引人呢？不僅顏色豐富，營養亦是豐富！

3 掌握正確外食，健康素食不是難事

雖然為了健康，在家烹調絕對是最好的選擇，但現今的生活型態及環境，外食難以避免。只要掌握外食的基本原則，選擇三低一高：低油、低鹽、低糖、高纖；均衡搭配食物，依然能吃的健康美味。

在**中式餐點**上，應避免食用勾芡菜餚或湯汁，因為芡汁及湯汁大多為高油、高鹽調味，口味較重，另外避免油炸食物或酌量食用，建議可以去除部分油炸外皮，減少熱量攝取。

油酥類糕餅含大量油脂及砂糖應避免或淺嚐即可。欲減重的讀者參加喜宴或聚會時可以多選擇蔬菜食用，建議冷盤菜除去沙拉醬再食用。可以多喝水或無糖的飲料來避免攝取太多食物或含糖飲料，另外也能試試出門前預先吃半飽再出席，細嚼慢嚥，可以減少吃進去的食物量。

　　若食用**便當、自助餐**，建議避免選擇油炸、油煎、糖醋或勾芡的菜色，可多選蔬菜、涼拌菜、清蒸或滷煮的菜色。選擇自助餐時，要注意均衡搭配菜色，一個餐盤中應有2道不同顏色的青菜，1道混炒菜及1道主菜（**黃豆製品或蛋類**），再搭配1道湯品及主食就是一餐豐盛且均衡的餐食了。

　　若選用**日式料理**，應以清淡、低脂為主。避免天婦羅等炸物，拉麵選擇清湯麵，油脂的攝取會比葷食湯麵低。建議選擇清炒蔬菜會比傳統日式漬菜來的好，日本料理會有較多的漬物，建議酌量食用。

　　食用**韓式料理**時，通常蔬菜量較多，但口味較重。建議選擇韓式火鍋會優於拌飯，熱量的攝取會減少很多而且口感不油膩。另外，也可選擇冷麵或壽司。

　　若是**義大利料理**，應避免奶油類醬汁、焗烤類、奶油濃湯，可多選擇番茄醬醬汁。沙拉則選擇油醋沙拉會比千島沙拉好，因為相對攝取較低的熱量，且含較多有益身體的不飽和脂肪酸。另外，素食披薩應避免加太多起司，選擇薄皮麵身及蔬菜餡料才是健康上策。

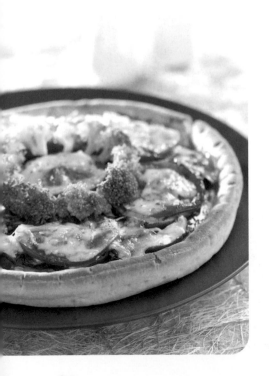

全家**日常飲食保健**
5大問題

1 小孩成長發育時，吃素要注意什麼？補充哪些營養？

其實寶寶從出生至六個月，都是以餵食母乳、配方奶或強化黃豆基質配方為主，因此寶寶的營養是足夠的。

但是從餵食副食品開始，素食幼童的飲食內容就得要多用心，若無法給予足夠的營養素，此時的寶寶生長發育就會受到影響。

開始餵食**副食品**時，奶類還是很重要，應該占總熱量的二分之一，副食品選擇嬰兒米粉會比麥粉好。因為麥粉可能會引起過敏，另外一歲以前亦不適合給予寶寶未強化營養的豆漿或米漿。食物質地要碎軟，太高纖的食物不易咀嚼及吞嚥。八個月大時就可以給予蛋黃，而蛋白則建議週歲後，再提供給寶寶食用。

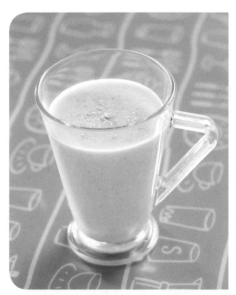

因為素食飲食中的食物選擇種類較少，幼兒至兒童期是生長發育的高峰期，所以建議奶蛋素較為適當。這樣孩子才能正常地生長發育，也比較不會引起貧血或缺乏鈣質的情形。

▲ 幼兒及兒童期的孩子，還是建議多選擇奶蛋素，較不易引起貧血或缺乏鈣質的情形。

蛋類及奶類中除了有完整的蛋白質以外，蛋黃類有素食者較易缺乏的鐵質，而奶類則含豐富的鈣質，都比植物性食物中的鈣、鐵來的容易吸收，對於生長發育中的幼童來說是非常重要的。

幼兒期的孩子飲食型態慢慢轉變成為大人飲食型態，奶類的攝取仍舊不可忽視，此時期若不給予牛奶，則可選擇適當強化營養素的豆奶，家長們須特別注意強化營養的豆奶是否有添加維生素D、B_{12}、鈣及鐵等營養素。此時要趁機教育孩子養成良好的飲食習慣，避免因偏食而造成營養攝取不均衡。

蛋白質的補充亦是重要，將穀類及莢豆類做搭配，可以讓孩子攝取到足夠的必需胺基酸，作為生長發育所需的原料。

兒童期包含了學齡前期及學齡期，此時期的孩子學習能力快速，吃素的孩子更需攝取足夠的蛋白質、鐵質及維生素B_{12}，可以讓孩子注意力集中並提升學習能力。素食的飲食多為植物性食物，維生素B_{12}、鈣、鐵及鋅大多存在於動物性食物中，因此吃素的孩子可補充強化的牛奶或豆奶，且每天一定要攝取全穀類、深綠色蔬菜、水果、莢豆類、黑芝麻、杏仁或豆腐等，這些都是鈣、鐵或維生素B_{12}的來源。

植物中的鈣及鐵較不容易吸收，可以在飯後馬上攝取富含維生素C的水果，如柑橘類、奇異果、芭樂等，可以增加植物性鐵及鈣的吸收率。

素食飲食較有飽足感，建議家長們要在兩餐間替孩子準備營養的小點心，如豆奶、鮮奶、五穀粉製成的點心等，隨時補充熱量。

本節主筆　林呈蔚營養師

2 青春期孩子，面對生理變化及課業壓力，怎麼吃素才健康？

青春期的孩子，心理發展的特質為認同（identity）。除了認同接受自己的能力外，同儕的壓力更是影響他們做決定的重要因素。總是趨之若鶩的趕流行，而食物的選擇及攝取往往也是這樣的狀況。

面對活動量大、課業繁重或兩性間情感壓力，同儕間易產生不良的飲食習慣並相互影響，如暴飲暴食、常喝甜的飲料、不定時定量、拒喝牛奶、女生怕胖減少食物攝取而造成營養不足、忙碌影響吃飯時間及情緒、缺乏運動造成肥胖、熬夜等。

因應生長發育需求，青春期男孩血液量激增，女孩開始有生理期，所以鐵質、葉酸的需要增加，面對身體骨骼發育及成長，熱量、蛋白質、鈣質的需求也相對增加。

基於以上因素，青春期吃素的孩子要注意營養素的攝取及生活習慣的改變。

青春期熱量需求高，可一天補充兩次點心。因青春期的孩子活動量大，所以食欲大、胃口好、容易感到飢餓，應適時補充點心，滿足生理上的需求。建議於早上下課時，及下午放學時可補充一次點心。而點心選擇上，建議攝取鐵質及鈣質含量豐富的點心，如麥片牛奶、豆花等較方便取得，避免太多垃圾食物。

蛋白質的攝取上，可多搭配不同的穀類。因植物蛋白較易缺乏必需胺基酸，可利用不同穀類、豆類麵筋一起攝取，提高可利用率，如黃豆糙米飯或五穀飯。

▲ 鐵質及鈣質的攝取，對於青少年的成長發育來說是相當重要的。

鐵質的攝取，可搭配富含維生素C的水果，幫助吸收。素食者主要鐵質來源有小米、燕麥、各種豆類、蛋黃、黑芝麻、菠菜、紅莧菜、紫菜、葡萄、黑棗等，但植物性食物的鐵質不易吸收，可增加維生素C攝取，有助鐵質吸收，每日建議2份水果可作為點心使用，更可幫助鐵質吸收。

　　每天1～2杯的奶類，可增加鈣質來源。青少年的**鈣質**每日建議量為1000～1200毫克，因此每日飲用1～2杯的奶類可幫助達到基本的攝取量，其餘的素食食物來源有豆腐、豆乾、海帶、木耳、菠菜等。加上適度運動及日曬有助鈣質的吸收與囤積。

　　葉酸為DNA合成，是細胞分裂以及骨髓內成熟紅血球的必要物

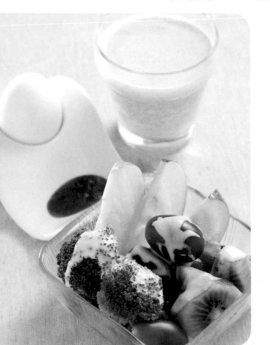

質。主要食物來源為綠色蔬菜，每日達到衛福部建議的每日半斤蔬菜，可幫助青少年因應生長發育所需。

　　維生素B群是幫助減輕壓力及能量轉換的最大幫手。維生素B_1可幫助能量代謝、促進食欲及維持腸道正常蠕動，幫助消化吸收及正常排泄，並維持神經正常、情緒愉快。食物來源有酵母、全穀類、小麥胚芽、豆類、牛奶等；維生素B_2可幫助體內氧化還原、能量代謝，最佳食物來源有牛奶、酵母、全穀類、豆類；維生素B_6與蛋白質代謝及神經傳導物質有密切關係，大部分食物來源為香蕉、牛奶、核桃、酵母、蛋等。

　　建議青春期的孩子能選擇含全穀類主食，每日攝取足夠的牛奶、充分的蔬果（**每日至少2份水果及3份蔬菜**），即能幫助能量代謝、穩定心情、有助壓力的釋放。

　　青少年面對壓力時，最好定時定量的飲食，並且適度運動，少喝

飲料、多喝水，才能建造一個健康的身體，面對課業及生理的壓力。

定時定量的飲食，能幫助青少年期的孩子減低因課業忙碌造成時間的壓迫感，最好養成進食早餐的習慣，以利良好飲食習慣的建立，及減少暴飲暴食產生的機會。在安排活動及課程時，建議學習將飲食的時間排入，以期掌握時間更能輕鬆面對壓力。

而運動是心情轉換、減低壓力的不二法門，而且可減少進食零食造成肥胖的機會，因此建議每週安排固定時間運動。

另外，最好多以一般的水或無糖的茶類飲料為主，因高糖類的飲料會加速維生素B群的消耗，且多餘的糖分及脂肪也常是造成體重過重的主因。

本節主筆　江政陽營養師

3 上班族吃素，怎麼吃才能補充體力，提升工作效率？

許多人對於吃素，常會有素食易造成營養不均衡的迷思。

但一般來說，只要均衡攝取六大類食物，並確定達到最基本的熱量需求、充分的營養補充，就能維持體力。因此在日益增加的外食族群中，吃素的上班族應把握以下均衡素食的原則，才能每天元氣滿滿，工作效率加倍。

- 補充全穀類、小麥胚芽、燕麥片：植物性的鋅利用效率低，多攝取富含鋅的全穀類、小麥胚芽、燕麥片等，可以增加鋅的攝取量，如早餐可以買有附加穀類的牛奶。

- 可同時選擇豆類及穀類：以蛋白質截長補短的角度，盡量廣泛選用不同種類且未經精製的食物，可同時選擇豆類及穀類，其中

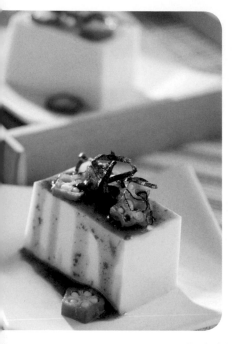

的離胺酸與甲硫胺酸可達互補效果，如以五穀飯當主食，配上豆類製品食用，即可吸收到最完整的蛋白質營養。

- **多選用黃豆及其製品**：豆類及植物性蛋白質中，以黃豆及其製品是品質較優良且經濟的來源，若為奶蛋素者，奶類和蛋類不僅是品質優良的蛋白質，並可提供因攝食植物性食品，導致維生素B_{12}不足的缺點。

- **可多攝取牛奶或補充綠色蔬菜**：奶蛋素者，一天若能攝取2杯牛奶，鈣量即能到達成人建議攝取量的一半。全素者則可藉由每餐至少吃一種豆腐製品，加一小碟深綠色蔬菜來增加鈣質攝取。

- **多吃新鮮蔬果**：蔬菜及水果類亦建議多樣選擇，可提供人體所需的各種維生素及礦物質。

- **選用含鐵蔬菜時，可搭配維生素C**：到自助餐吃飯時，可選擇紅鳳菜、莧菜、菠菜、青江菜等鐵質含量高的蔬菜。植物性的鐵質相較於動物性的鐵質較不容易被吸收，但素食者整體鐵質較葷食者高的情況下，可藉由補充維生素C，如飯後吃1顆柑橘類的水果，對於鐵質的吸收有幫助。

- **注意熱量的攝取**：堅果類食品熱量較高，須注意避免大量攝食，此外，應盡量減少攝食只提供熱量而無其他營養素的食物，如糖果、汽水等，避免引起肥胖症。

- **多多走路、曬太陽**：每天曝曬15分鐘以上的日光，就能補充足夠維生素D，幫助鈣質吸收。

最後還是必須提醒，多變化的飲食原則，且配合廣泛地選用各類食品，避免集中選用某些類別的食物，以維持營養的均衡。

本節主筆　侯沂錚營養師

4 更年期階段吃素，營養需求上須特別補充什麼？

更年期階段因荷爾蒙改變，導致生理變化，如燥熱、潮紅、心情低落等。也因原本調節女性荷爾蒙減少，使慢性病如心血管疾病、骨質疏鬆、癌症更容易趁虛而入。

營養的補充是否對這些看似不可逆的老化過程有幫助？目前的研究顯示，某些營養素可能有益更年期的您，但並不建議在沒有特別缺乏的情況下，攝取單一劑量的補充品，因為這些營養素很容易由均衡飲食中獲得。此外，在許多研究尚未明確的現今，許多可能幫助更年期生理的營養素尚未被發現或證實，完整的食物對整體的健康才是最好的保障！

- **多補充植物性雌激素**：更年期時，女性雌激素的分泌降低，容易骨質疏鬆，增加心血管疾病的機率；飲食當中，黃豆類製品含有類似雌激素的大豆異黃酮，在某些研究中有改善更年期症狀的效果。

- **特別注意鈣質與維生素D的攝取**：女性荷爾蒙分泌有助骨質保留，因此更年期的女性，其骨質流失的速度會增快，可能加速骨質疏鬆，因此更要注意鈣質與維生素D的攝取。一般不食用乳製品的均衡素食飲食，鈣質攝取量約每日500毫克，僅有國人營養素建議量的一半，可攝取鈣片或某些額外添加鈣質的食品（**麥片或穀類製品**）。

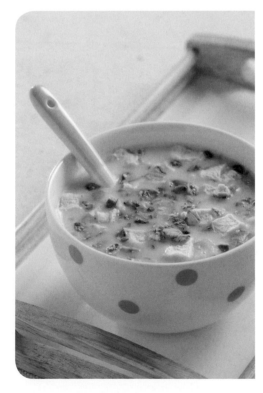

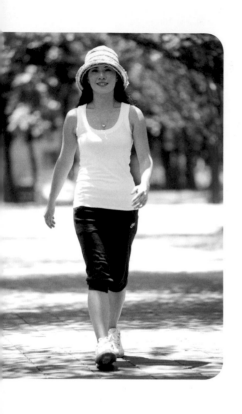

　　然而保持骨質，並非僅是單純的鈣質補充便可，因鈣質的吸收受維生素D的影響，更年期婦女若無法固定每日曬5～15分鐘的太陽，則應補充維生素D或攝取添加維生素D的食物（如某些烹調用油，或奶粉。像市面上ADE沙拉油，含有維生素A、D、E，正常使用約可得到每日維生素D需要量的1/3）。

　　此外，適當的重量運動幫助骨質保持，重量運動除了舉重之外，其實還包括走路、爬山、有氧舞蹈等。游泳及腳踏車雖為不錯的有氧運動，但只對耐力訓練有幫助，骨質保持方面卻無特別幫助。

本節主筆　邱雪婷營養師

5　老人家吃素，須特別注意哪些事項？怎麼補充營養？

　　生理功能逐漸退化的老年人，不但許多營養素的消化、吸收能力都已減退，隨之而來的慢性病也威脅著老年人的健康。加上味覺的改變與咀嚼能力的減退，使老年人更容易有營養缺乏的狀況。

　　因此老年人在均衡飲食上，更應該注意維生素B_{12}、維生素D及水分的補充。維生素B_{12}，雖然人體的需求量不高，但是許多老年人容易缺乏，缺乏時會導致神經損害。

　　很多人誤以為維生素B_{12}僅是素食者的問題，葷食者很容易由動物性食物來源攝取到，因此不易缺乏。但根據許多研究指出，動物來源的維生素B_{12}與蛋白質連結，反而不易被胃酸及內在因子分泌不足的老年人吸收。

因此，美國與加拿大建議50歲以上的年長者，應補充維生素B_{12}作為可靠的來源。

俗稱為陽光維他命的維生素D，很容易被忽略缺乏的可能性，因為約5～15分鐘的陽光照射就可使皮膚分泌足夠的維生素D。

但老年人可能因行動不便，較少進行戶外活動而缺乏陽光照射，而且其皮膚製造維生素D的能力，也因老化而大大減低。**因此，建議老人家在飲食當中應有足夠的維生素D**（行政院衛福部建議每日10毫克）。

自然界中維生素D來源的食物並不多，利用率較高的維生素D_3主要來源如蛋黃等。植物性來源的維生素D_2，主要存在於某些菇類，然而菇類的維生素D含量受生長環境及加工過程影響，含量差異極大。因此，唯一可靠的來源，僅有補充劑，素食的銀髮族可選擇含維生素D_2的補充劑。

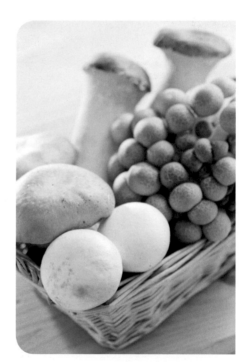

老年人由於感官系統的改變，可能比較難察覺口渴及水分缺乏，加上部分老年人可能有輕微的吞嚥困難，喝水容易嗆到，因而減少了水分的攝取。

這些不自覺的症狀常會影響老年人的健康。水分的缺乏更可能引起神智不清或昏沉感。因此照顧老年人時，應注意是否有足夠的水分攝取，以及留意任何吞嚥困難的狀況。

本節主筆　**邱雪婷**營養師

全家疾病飲食保健 9大要訣

1 感冒時，吃素怎麼補充體力及抵抗力？

感冒常見為上呼吸道受病毒感染所引起，常發生暴露於感染源、缺乏運動、缺乏睡眠或睡眠品質不佳、維生素C攝取不足、壓力大的目標族群身上。

在感冒期間，由於感染，免疫系統會促進細胞激素（cytokines）的釋放，這些細胞激素吸引白血球到被感染區域，加上已於體液中循環的細胞激素，會引起大多數感冒的症狀，如增加黏液產量、噴嚏和咳嗽反射、頭痛、喉嚨痛、肌肉痠痛、發燒、流鼻水、鼻塞等症狀。

一個健康的免疫系統，是降低病毒感染、預防感冒的主要防禦機制，研究顯示補充某些營養素對免疫系統或許有直接或間接的幫助。

● 維生素C（抗壞血酸）防禦細菌入侵：維生素C可防禦細菌入侵，同時也是很好的抗氧化營養素。平時應多攝取如柑橘類、奇異果等富含維生素C的食物。

● 鋅（Zinc）減緩感冒惡化：於出現感冒症狀的24小時之內補充鋅，藉由抑制鼻病毒（rhinovirus），減緩惡化的程度，每天補充低於100毫克的鋅，能改善免疫功能，其他如硒及含 β-類胡蘿蔔素、維生素E等的天然食物，亦有其成效。

富含類 β-胡蘿蔔素的食物，包括深黃、橘紅及深綠色蔬果，如胡蘿蔔、甜地瓜、南瓜、木瓜、紅肉李、芒果、油菜、茼蒿、芥菜、青江菜、地瓜葉、空心菜等；富含維生素C的食物包括芭樂、奇異果、柳橙、葡萄柚；富含維生素E的食物包括堅果、全穀類；富含鋅的食物包括蛋類、南瓜子、豆腐；富含硒的食物包括全穀類、堅果類、豆腐等。而牛奶、乳製品中富含維生素D，曬太陽也可增加維生素D的吸收。

感冒目前沒有特效藥可治療，只能藉由緩解症狀來減輕不舒服感覺，多喝水、多休息、攝取足夠均衡的營養是治療感冒的最好方式。

本節主筆　侯沂錚營養師

2 便祕時，如何吃才能順利排便？

現代人由於飲食、生活環境的改變，無論哪個年紀，都常有便祕的困擾。怎樣的情況又可稱為便祕呢？當一個人攝取高渣食物後，排便次數在一個星期中仍少於三次，或三天以上才排便或每天糞便重量小於35公克，都可稱為便祕。

預防便祕的飲食原則是均衡攝取各類食物、增加纖維攝取量、攝取充足水分，這樣就能告別便祕困擾。而六大類食物中，以蔬菜類、水果類含較高的纖維量。因此，若要增加纖維攝取量，建議如下：

- **天天維持3碟（或1.5碗）以上的蔬菜**：新鮮的蔬菜類食物均含有豐富的維生素、礦物質、纖維質。足夠的纖維質可以幫助糞便體積增加，促進排便。因此建議，仍需以新鮮蔬菜為主，避免喝果菜汁。

- **每天2～3份水果**：水果類的食物也富含維生素、礦物質、纖維質，但與蔬菜類較不同的是，其含有較高的糖分、熱量，若攝取過量，容易會有肥胖、糖尿病患者會有血糖過高的問題。因此，建議每天維持攝取2～3份的水果即可，避免過量。

- **多選用未加工過的食物**：如以糙米取代白米、全麥麵包取代白麵包。由於高纖維質的飲食可能會造成部分民眾脹氣、腹瀉等不適現象，因此，仍建議須逐漸增加纖維攝取量，避免一下子就增加太多。

- **充足的水分**：在攝取足量的膳食纖維後，仍需要有足夠的水分才能使排泄物較為柔軟，易於排泄。健康的成年人，建議每天至少攝取2000毫升以上的水分（**包括湯、開水等**）。

　　當然，水分的攝取量會依照天候、運動量而有所不同。因此，特別提醒銀髮族讀者，千萬不要等到口渴了才喝水，可固定時間喝固定量的水分，才不會造成身體負擔。

　　若在夏天或運動量偏多的情況，請記得補充水分，因為大量的排汗或排尿均為水分流失的來源。

　　除了在飲食上須特別注意外，規律的生活作息、良好的排便習慣以及適度的運動，均是預防便祕的好方法。

本節主筆　**林育芳**營養師

3 腹瀉時，飲食上的注意事項？

腹瀉為排便頻率或糞便水量增加症狀，糞便重量每天大於300克，水含量60～90%視為腹瀉。主要分為急性腹瀉及慢性腹瀉兩種。

急性腹瀉發病期約為12～48小時。大多突然發生、次數多、水瀉、腹痛、腹部痙攣、軟弱無力兼併有發燒、嘔吐的症狀，可能由化學毒物、重金屬毒素、細菌毒素、細菌感染、藥物、心理因素、飲食因素所引起。

若腹瀉的情形持續2週以上，吸收不良而發生營養不良的情形則稱為慢性腹瀉，可能是因為濫用瀉劑、新陳代謝疾病、酒精中毒、小腸或結腸癌、小腸或結腸接受放療、肝硬化、黏膜或酵素損傷導致吸收不良所引起。

因代謝機轉的不同，分為滲透性腹瀉、分泌型腹瀉、滲出性腹瀉、蠕動改變引發腹瀉；因乳糖不耐症或輕瀉劑濫用所導致者，稱為滲透性腹瀉；因細菌分泌的外毒素、霍亂、使用通便劑所導致者，稱為分泌型腹瀉；由於慢性潰瘍性大腸炎、放射性腸炎所導致者，稱為滲出性腹瀉；因蠕動過慢導致細菌過度繁殖或蠕動過快，吸收時間少，水分大量送至結腸所導致者，稱為蠕動改變引發腹瀉。

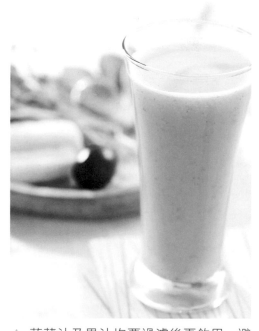

營養的補充原則：補充液體，防止脫水；因電解質鈉、鉀流失多，可補充果汁或運動飲料；低纖維、低渣飲食。

▲ 蔬菜汁及果汁均要過濾後再飲用，避免腸胃過度蠕動。

若為急性腹瀉時，建議從給予無刺激性、含低纖維、易於消化的飲食開始，如鹹米湯、嫩豆腐等。

豆類及其製品部分可選擇加工精製的豆製品，如豆漿、豆腐、豆花、豆乾等，忌油炸過的豆製品及未加工的豆類。五穀根莖類可給予精製的穀類及其製品，如米飯、麵條、吐司等。全穀類及其製品，如糙米、全麥麵包則不適合；葉菜類及蔬果類可給予過濾後的蔬菜汁或果汁、嫩的葉菜類、纖維含量少且去皮去籽的水果；忌粗纖維多、未過濾的蔬果（汁）、蔬菜的梗、莖及老葉及未烹調的蔬菜。油脂類部分，各種植物油皆可，忌堅果類。奶蛋素者忌各式奶類及其製品。蛋類除油煎、油炸、滷製過久的硬蛋，其餘皆可。

若為慢性腹瀉時，除上述低纖維、低渣飲食外，應增加熱量、蛋白質、水分攝取，並少量多餐，視情況補充維生素、礦物質，須注意此種飲食只是階段性的，應視情況慢慢增加纖維量以達正常標準。

本節主筆　侯沂錚營養師

4 膽固醇過高時，吃素須特別注意的事項？

膽固醇主要功能為轉變成膽酸、膽鹽，有助脂質消化及吸收。85%自行合成，15%來自食物（**大部分為動物性食品**），當體內三酸甘油脂或膽固醇過高被稱為高血脂症。

高血脂症被認為是動脈硬化的主要原因之一，由於脂肪堆積在血管內使管壁變厚、血管腔變窄、失去彈性，而產生動脈粥狀硬化現象。因此，體內的膽固醇最好能維持在理想濃度。

高膽固醇血症飲食須以正常飲食為基礎，調整熱量、膽固醇及脂肪攝取量，以達到控制血膽固醇異常的飲食，持續吃3個月，改善飲食習慣，降低體內膽固醇，若須配合藥物，請遵照醫師指示服藥。

對於血中膽固醇高者適用飲食，目的在調整飲食中膽固醇及油脂攝取，以期在3個月或6個月後，能降低血中膽固醇及三酸甘油脂，對於冠心症發生有預防效果。在已有冠心症患者中，高油脂及高膽固醇攝取仍須控制，以降低危險因素。

以素食者來說，膽固醇過高時須注意事項如下：

- **維持理想體重**：相同身高，但體重較重的人，體內脂肪量相對較高，較有高血脂的問題，維持理想體重能改善血脂問題，降低發生高血脂症機率。

- **蛋黃每週以不超過2～3個為原則**：蛋黃為素食者最主要的膽固醇來源，若能減少攝取頻率，則能輕鬆控制每日膽固醇攝取量，膽固醇控制每天小於300毫克，每週則建議蛋黃3顆；膽固醇控制每天小於200毫克，每週建議蛋黃2顆。

- **控制油脂攝取量及種類**：油脂攝取總含量是素食者影響血脂肪最主要因素，每日油脂建議攝取量控制在2湯匙（**30毫升**）內，即可幫助血脂控制。少吃油炸、油煎或油酥的食物，每月控制在1次以內。烹調宜多採用清蒸、水煮、涼拌、燒、烤、燉、滷等方式。

血清膽固醇理想濃度	
年齡	膽固醇理想濃度
成人 2 ～ 19 歲	總膽固醇 < 200mg/dl；LDL 膽固醇 < 130mg/dl 總膽固醇 < 170mg/dl；LDL 膽固醇 < 110mg/dl
除此之外，造成冠狀動脈危險因子尚有：性別（男 > 45、女 > 55）、家族遺傳、抽菸、高血壓、糖尿病、HDL < 35、週邊血管疾病肥胖症、缺乏體能活動等因素，須一起注意與預防。	

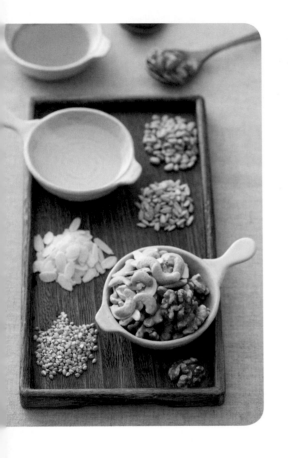

- **炒菜宜選用單元不飽和脂肪酸高者**：如花生油、菜籽油、橄欖油等；少用飽和脂肪酸含量高者，如奶油或反式脂肪酸。其中反式脂肪酸對心血管疾病的危害不小於飽和脂肪酸。

- **常選用富含纖維質的食物**：如未加工豆類、蔬菜、水果及全穀類，可協助腸胃道健康，減少脂肪吸收，除纖維質外，這些食物也富含維生素C及葉酸，可抗氧化，預防心血管疾病，素食者也可預防貧血。

- **盡量減少喝酒**：酒精在體內的代謝途徑與脂肪相近，過度的飲酒會使體內血脂肪上升。

- **調整生活型態**：如戒菸、運動，以及壓力調適。現代人面對生活壓力，常以飲食、抽菸、飲酒等方式來面對，加上工作忙碌忽略了運動，長期維持這樣的生活型態，是造成慢性病的主因，培養固定的生活興趣，如慢跑、游泳等有助於壓力的舒緩。均衡攝食各類食物更可以避免長期飲食習慣不良，造成血脂、血糖、血壓問題。

本節主筆　**江政陽**營養師

5 有骨質疏鬆症的家人時，怎麼吃素才健康？

骨質疏鬆症為一種骨量減低，而骨骼結構發生細微破壞，導致骨骼脆弱的疾病，易增加發生骨折的危險。常見的骨質疏鬆症略分為停經後、老年性骨質疏鬆症（**多見於70歲以上老人**）。

危險因子包括女性、年齡超過70歲、已達更年期或停經、有家族史、身材和體格特別矮小、抽菸、缺乏運動、陽光曝曬不足者；飲食因素則包括鈣質攝取不足、飲酒過量、喝大量咖啡者。

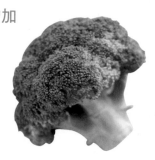

預防骨質疏鬆症主要方法，在飲食部分須**適度增加鈣質攝取**，富含的食物包括奶類、乳製品、深綠色蔬菜等。富含鈣質的食物大致區分為奶類及非奶類，以100公克食物量計算，奶類中的全脂鮮奶約含111毫克的鈣、低脂鮮奶108毫克、全脂保久乳99毫克、優酪83毫克。

根據國人膳食營養素參考攝取量（Dietary Reference Intakes, DRI's），成人的鈣建議攝取量為1000毫克，每天2杯牛奶約可提供500毫克，達到建議攝取量的一半。

非奶類部分含鈣量高的食物，如豆類食品及深色蔬菜等，以100公克食物量計算分別有豆腐161毫克、芥藍菜238毫克、花椰菜則有28毫克不等的鈣。

此外，鈣片亦可提供相當含量的鈣，可視需要而補充。其他飲食注意事項為減少鈣質流失，應避免飲酒過量、喝大量咖啡。

非飲食部分則須注意維持適當運動、適當的陽光曝曬、預防跌倒及維持適當體重，不要為了維持苗條身材而過度減重。

本節主筆　　**侯沂錚** 營養師

6 有高血壓的家人時，怎麼吃素才健康？

血壓指血液流經血管時對管壁所造成的壓力。心臟舒張時，動脈管壓力較小，稱舒張壓，反之，當心臟收縮時，動脈內壓力較大，稱為收縮壓。

當舒張壓大於90mmHg、收縮壓大於140mmHg時，稱為高血壓。

可分為原發性高血壓和續發性高血壓兩種。原發性高血壓占90%，主要由於遺傳、肥胖、壓力、抽菸等所造成；而由腎臟、內分泌、精神官能症、情緒障礙、急性鉛中毒、紅斑性狼瘡等引發的續發性高血壓則占10%。遺傳、肥胖、熱量攝取太高、高鈉、低鈣、低鎂、飽和脂肪酸與膽固醇過量攝取、大量酒精及咖啡因攝取等生理及飲食因素，或使用口服避孕藥、類固醇、三環類抗憂鬱劑、單胺氧化酶抑制劑等藥物，皆為引發高血壓的危險因子。主要症狀有頭痛、記憶力減退、視力減退等症狀。

飲食控制上，以**低鈉、低油、低膽固醇為營養素補充原則**。豆類及其製品部分可選擇豆腐、豆漿、豆花、豆乾、素雞等，減少豆腐乳、筍豆等醃漬成品。

五穀根莖類部分可選擇米飯、冬粉等，減少麵線、油麵、速食麵及蛋糕、奶酥等麵包及西點。蔬菜類部分可選擇新鮮的蔬菜及自製蔬菜汁，減少含鈉量高蔬菜（*如紫菜、海帶、胡蘿蔔、芹菜*）、醃漬蔬菜（*如榨菜、酸菜、泡菜、醬菜、鹹菜、梅乾菜、雪裡紅、筍乾*）、冷凍蔬菜（*如青豆仁*）、加工蔬菜汁及各種加鹽罐頭。

水果部分可選擇新鮮水果及自製果汁，減少乾果類（*如蜜餞、脫水水果*）、水果罐頭、加工果汁、果汁粉。烹調用油建議選擇植物油為主，減少奶油、瑪琪琳、沙拉醬、蛋黃醬。烹調時選擇新鮮的食

物，減少含鈉量高的調味品，如鹽、醬油、味精的使用；烹調時可多以蒸、烤、燉的方式，或以白糖、白醋、薑、八角、花椒、肉桂、檸檬汁來調味。

此外，外食時減少湯汁的食用及醃漬食品，才能吃的健康。

本節主筆　侯沂錚營養師

7 有痛風的家人時，怎麼吃素才健康？

提到痛風，大部分的人就會想到營養師說的「低普林飲食」，到底普林是什麼？它是從哪邊來的？對於吃素的人來說，應該怎麼吃，才能降低普林的攝取量？

痛風，是源自於普林代謝異常。普林經人體肝臟內氧化形成尿酸，尿酸產生過多，或排泄量減少，都有可能導致尿酸鈉沉積在關節、軟骨、肌腱等處。尿酸來源除了飲食之外（**占體內總尿酸 20%**），體內亦能自行合成，或由細胞內核酸分解代謝。

當飲食中攝取過多的普林，或續發性的細胞分解亢進，如白血病、溶血性貧血，都可能使尿酸形成過多；而腎臟功能障礙、使用利尿劑、飲酒過量、乳酸中毒等均會使得尿酸排泄量減少。

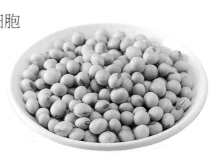

▲ 黃豆會誘發痛風的說法，已被證實並無絕對關係，因此素食者仍可適當選用這項優質的蛋白質來源。

所以，避免過多的尿酸產生，可藉由減少攝取富含普林食物來進行控制，也就是所謂的「低普林飲食」，同時也應避免體內尿酸合成量增加。

對於吃素的痛風民眾而言，應該掌握以下飲食原則，才能降低普林的攝取量。

- 避免暴飲暴食。

- 以維持理想體重為原則：當若體重過重時，除了急性發病期不宜減重外，平日應以每個月減輕1公斤為宜，以免因組織快速分解而產生大量普林，引起急性發作。若食慾不振，可給予大量的高糖溶液，如蜂蜜、果汁，以免患者體內的脂肪加速分解，抑制尿酸的排泄。

- 應盡量減少富含普林的食物：如胚芽、酵母、乾豆類等。

- 避免攝取過多蛋白質：人體當蛋白質攝取量過多時，體內合成量亦會增加，所以應避免攝食過多的蛋白質。此外，急性發病期時，應盡量選擇普林含量低的食物，若為奶蛋素者，蛋白質最好完全由蛋類、牛奶或乳製品供給。非急性發病期時，仍應忌食高普林的食物，如豆苗、黃豆芽、蘆筍、紫菜、香菇等。中普林食物，如豆製品，仍可適量選用。

- 油脂攝取要適量：油膩、油炸、油酥等高油脂食品應予禁食，因高量的油脂會抑制尿酸的排泄，促使患者症狀發作，在烹調用油部分，應盡量選用植物油，如沙拉油、花生油、葵花籽油等。

- 酒類絕對禁食：酒精攝取後，會在體內代謝產生乳酸，而影響到尿酸的排泄。

- 每日至少須飲用2000毫升以上的水：有時可適量選擇可可、咖啡、茶水來提高攝水量，以幫助尿酸的排泄。

把握上述的飲食原則，對於吃素有痛風的家人，也能吃的很安心又健康。

本節主筆　侯沂錚營養師

46

8 有心血管疾病的家人時，怎麼吃素才健康？

「心血管疾病」是心臟病與血管疾病的總稱。根據行政院衛福部所公布的國人十大死因中，癌症仍是高居榜首，但是於十大死因中，腦血管疾病、心臟疾病、糖尿病、腎炎、高血壓等皆與心血管代謝有關，因此高血壓、高血脂、高血糖已成現代人的健康殺手，深深地威脅國人健康。

美國「國家心、肺及血液組織」在2001年發表〈國家膽固醇教育計畫（NCEP）之成人治療準則第三次報告（ATP III）〉，建議由多方面改善生活方式，包括控制飲食、減輕體重與增加運動，以降低心血管疾病風險。降低心血管疾病的罹患率，首先應調整飲食，降低LDL（壞的膽固醇）與升高HDL（好的膽固醇）為目標，避免熱量過剩，節制油脂的總攝取量。

每日油脂建議攝取量2～3湯匙（每湯匙約15公克）。如果選用堅果類時，記得將其所含的油脂一併計算在每日脂肪的建議量內（5公克油脂＝2粒核桃仁＝8粒杏仁果＝7粒腰果＝10粒花生＝15粒開心果）。

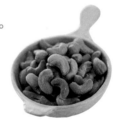

選用含單元不飽和脂肪酸的油脂，可降低血膽固醇，但不會降低HDL（好的膽固醇），且氧化安定性佳。而含飽和脂肪酸的油脂除了比較容易升高血膽固醇外，也易增加心血管疾病的風險。

另外，含omega-6的多元不飽和脂肪酸，雖然會降低血膽固醇，但

NCEP/ATP III 的每日飲食建議

營養素	飲食建議	營養素	飲食建議
醣類	總熱量的 50 ～ 60%	蛋白質	占總熱量的 15%
總脂肪	小於總熱量的 30%	飽和脂肪酸	小於總熱量的 7%
膽固醇	每天攝取低於 200 毫克	膳食纖維	每天攝取約 20 ～ 30 公克

可能會降低好的膽固醇，且油脂較易被氧化等因素，因此相較之下，含單元不飽和脂肪酸的油脂，被認為最佳油脂選擇。而單元不飽和油脂包括芥花油、橄欖油、花生油等；飽和油脂如奶油、椰子油、棕櫚油。須特別注意的是素食食品的營養標示，避免過量食用含椰子油或棕櫚油的加工素食品。

另外，烹調法建議多採用清燉、清蒸、水煮、滷、烤、涼拌最適宜。最重要的是，植物性固醇是一種和膽固醇結構非常相類似的物質，對於阻擋膽固醇被吸收利用相當有幫助，可降低LDL。常見於蔬菜、蔬菜油和堅果、豆製品等。根據美國食品藥物管理局公告顯示，平均每人一天攝取達1.3克植物性固醇，可降低飽和脂肪和膽固醇量及心血管疾病的發生。

攝取足夠膳食纖維，也是相當重要的。可多選用五穀類、蔬菜、水果、豆類。利用蔬菜、水果、豆類除了提供抗氧化成分與維生素B群，其中水溶性膳食纖維，也可以增加血膽固醇的排泄。

養成健康的飲食習慣及生活型態，維持理想體重、戒菸、拒絕二手菸、持續規律的運動；少吃鹽分、糖分及動物性脂肪含量高的食物，多吃富含纖維的食物，如蔬菜、水果、全麥麵包，少吃醃漬及油

預防心血管疾病的飲食指南	
食物類別	建議選用食物
主食	五穀雜糧，如糙米、燕麥、薏仁、全麥麵包、雜糧饅頭等。
蔬菜	每餐至少 1/2 碗蔬菜。
水果	每天 2 份水果（1 份相當於中型柳丁 1 顆、小蘋果 1 顆）。
豆類	豆腐、豆漿、毛豆等。
富含水溶性膳食纖維食物： 燕麥、菇類、瓜類、蔬菜莖部、海帶、紫菜、木耳、秋葵、茄子莢豆類、洋菜、豆類等。	

炸食物。並藉由持續規律的運動，遵守333運動原則，每個星期至少運動3天，每次30分鐘，且最好讓心跳加速至每分鐘133下左右，而且20歲以上成人應每5年測量血膽固醇與血脂，以了解血脂的整體狀況，多方面預防，達到健康的生活。

本節主筆　郭詩晴營養師

9 有糖尿病的家人時，怎麼吃素才健康？

糖尿病患者的飲食，除攝取人體需要的營養素之外，最重要就是血糖的控制。

在均衡飲食的原則下，認識含有糖分食物，並且定時定量的食用，對於穩定血糖有很大的幫助。

美國糖尿病學會建議血糖治療的目標，餐前血糖不應該超過130mg/dL，而餐後2小時血糖最好控制在180mg/dL以下。

若放任高血糖不管，傷害到的就是分布於全身的血管，而血管損傷所衍生出的糖尿病併發症，就會開始接二連三地出現。

糖尿病的併發症大部分都與血管有關，其中，心血管疾病最常見，造成死亡率最高。而目前台灣素食店中常見多種油炸或高油料理以及加工素料，如炸豆包、油豆腐、鹽酥杏鮑菇、炸地瓜、素排、香椿油餅等，都容易引起高血脂症、高血壓、肥胖等心血管疾病。

糖尿病患者吃素時，有以下幾點飲食原則：天然高纖、低油、低鹽、適量水果，並且每天2湯匙綜合堅果類。

避免太過精緻或太多加工程序的食物，**以粗糙、天然、高纖食物**

為主：如糙米、薏仁、燕麥；麵食，則選用蕎麥麵或義大利麵；冷藏後的隔夜飯等升糖指數較低的食物，能使血糖上升較慢，有助緩和糖尿病患病情。

多選低油烹調的料理：如涼拌、清蒸、滷、烤、燙。素食沒有去皮的問題，但是當我們吃到油炸食物時，仍要有去掉裹粉外皮的動作，這樣做不但少吃了80%的油脂，也可幫助糖分的控制。

另外，大部分經過加工合成的豆製品或素料，均已事先加入調味料，所以在烹調時可不用再放其他調味料，否則可能吃進過量鹽分。

因此，天然傳統的豆製品仍是最佳選擇。

有許多糖尿病素食者，認為水果含豐富纖維質及維生素，多吃沒關係，然而水果是含醣食物之一，仍需要定時、定量攝取。

建議可把水果當成兩餐間的點心，一次只吃一份，而且盡量以新鮮的為主。避免蜜餞、水果乾、罐頭水果或果汁，以免血糖失控。

有不少研究說明微量營養素，如硒、鉻、鎂、鈣，對於血糖控制有其幫助。雖然尚未有明確的結果，但素食者，尤其是不吃奶蛋的全素者，飲食較容易缺乏某些微量營養素，而堅果類食物含多種微量及巨量礦物質，因此美國、加拿大營養師學會建議：素食者應每天補充2湯匙綜合堅果類（**腎臟病者除外**），可獲得足夠之微量營養素。然而堅果屬於油脂類食物，因此必須將它們算入一日油脂攝取份量當中，仍不宜多吃。

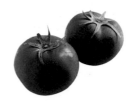

▲ 糖尿病患應多選用天然高纖蔬果，但水果的攝取，仍需要定時定量。

本節主筆　　**張亞琳**營養師

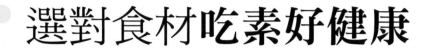

選對食材吃素好健康

各個年齡層所需營養素及需求皆有不同，因此提出5大主題：提供免疫力、幫助成長發育、增強活力與提升記憶力、抗老化及養顏美容、強化補充鈣質，盡量選擇新鮮未加工的食材，才能吃對食物好健康。

本節主筆　郭詩晴 營養師

強化及補充鈣質的食材		
食材	營養素	功用
牛奶、深綠色蔬菜、豆製品、海帶、紫菜、堅果類	鈣質	構成骨骼和牙齒主要成分。
牛奶、蛋黃、香菇	維生素D	幫助鈣、磷被人體吸收及利用、幫助骨骼與牙齒正常發育。
牛奶、蛋黃、黃綠色蔬菜及水果	維生素A	促進牙齒和骨骼正常生長、使眼睛適應光線變化，維持在黑暗光線下正常視力、保護表皮及黏膜完整，細菌不易入侵。
檸檬、醋或水果醋	有機酸	刺激消化液分泌，使鈣質有效被利用。

幫助成長發育的食材		
食材	營養素	功用
牛奶、乳酪、優酪乳、豆製品等	鈣、鎂、維生素D	骨骼、牙齒保健。
胡蘿蔔、豆製品、蛋、牛奶、綠葉蔬菜、所有水果等	維生素A、B、C、E、DHA	視力保健。
胡桃、全穀類、豆製品、菠菜、莧菜、紅鳳菜、海帶、紫菜、 葡萄等	DHA、鐵	腦力增長。

青春抗老／養顏美容的食材

食材	營養素	功用
白木耳、黑木耳	植物性膠質	膠質也是皮膚真皮層的基本架構，可以發揮增加皮膚彈性的功能。
葡萄籽、紅酒	葡萄籽抽出物（白藜蘆醇、原花青素）	具強力的抗氧化力，能協助身體消除自由基對人體傷害、保護心血管、延緩老化、美化皮膚等。如抵消紫外線產生的皮膚色素氧化沉澱，視為美白妙方。
番茄、西瓜、木瓜	茄紅素	是類胡蘿蔔素的成員之一，在所有類胡蘿蔔素中，茄紅素的抗氧化是最優的，為抗癌、提升免疫力、保護心血管、防止老化、預防曬傷、美化肌膚等小尖兵。
蛋、牛奶、海藻、豆類、穀類、葡萄乾、綠色蔬菜	鐵	組成血紅素的主要成分，參與氧氣的運送、酵素催化中心結構，良好鐵質吸收狀況，可讓女性朋友可以擁有好氣色。
苦瓜	維生素 B_1、維生素 C	《本草綱目》中記載苦瓜具有「除邪熱，解勞乏，清心明日」。另外，具有解毒排毒、養顏美容的功效。
黃瓜	維生素 B_2、維生素 C、維生素 E、胡蘿蔔素、菸鹼酸、鈣、磷、鐵	《本草綱目》中記載黃瓜具有清熱、解渴、利水、消腫等功效。營養素方面，維生素 C 的含量比西瓜高 5 倍，能美白肌膚，保持肌膚彈性，抑制黑色素的形成。
山藥	黏蛋白、澱粉酶、胺基酸、皂苷	黏蛋白預防心血管疾病、增強免疫力、延緩衰老，皂甘更是人體內製造性荷爾蒙的重要成分。
薏仁	蛋白質、維生素 B 群	蛋白質含量多，另外含有促進新陳代謝的 B 群等。對於美容方面，可以保持皮膚細膩光澤、消除粉刺。

增強活力／提升記憶力的食材

食材	營養素	功用
銀杏	銀杏萃取物（芸香苷等類黃酮及銀杏苦內酯）	有助體內合成神經傳導物質，以及促進末稍血液循環，提供豐富的抗氧化物質，藉以改善記憶力及延緩思考力衰退。
蛋黃、豆腐小麥、胚芽	卵磷脂	膽鹼（choline）是合成神經傳導物質的重要成分，可以提升大腦儲藏資料、傳遞訊息的能力。
菠菜、花椰菜、花生、芝麻及堅果	輔酵素 Q10	幫助細胞帶氧，促進腦細胞的氧氣利用率，在短時間內提升記憶力和學習能力。
芝麻	芝麻素	抗氧化、抗衰老。
黃綠色蔬菜、柑橘所有的水果	綜合維生素	增強體力、維持身體最佳狀態，可提供維生素 B 群、C 與多種抗氧化營養素，有助神經系統的正常運作，減少疲勞，預防視神經炎、免疫力下降、情緒不穩等現象。

提升免疫力的食材

食材	營養素	功用
深黃及紅黃色蔬菜、水果（芭樂、橘子、奇異果、柳橙、檸檬、番茄等）	維生素 C	促進抗體形成，加強白血球的吞噬作用，進而增強身體的抵抗力，另外為細胞間質的主要構成物，加速傷口癒合、增加對傳染病的抵抗力。
雞蛋、牛奶、大豆、豌豆、蠶豆花生、酵母	維生素 B 群	有兩種功用：一種與營養素能量的代謝有關；另一種與紅血球及各種細胞，包括免疫細胞的形成有關，缺乏時，會影響抗體、淋巴球的數量，免疫力也跟著降低。
胚芽米、糙米、豆類乳製品、蛋黃、堅果類等	維他命 E	增加抗體，以清除濾過性病毒、細菌，而且維生素 E 具有抗氧化的功能，可以防止白血球、細胞膜產生過氧化反應。
雞蛋、芝麻、南瓜子小麥胚芽、燕麥片、紅豆、啤酒酵母	鋅	促進人體內部與外部傷口癒合。倘若鋅缺乏的話，將會造成淋巴組織萎縮、細胞性免疫力下降和免疫球蛋白含量減少。
香菇、洋菇、鴻喜菇、巴西蘑菇、木耳	多醣體	可以刺激淋巴細胞的機能，增加抗體的形成、調節免疫機能。

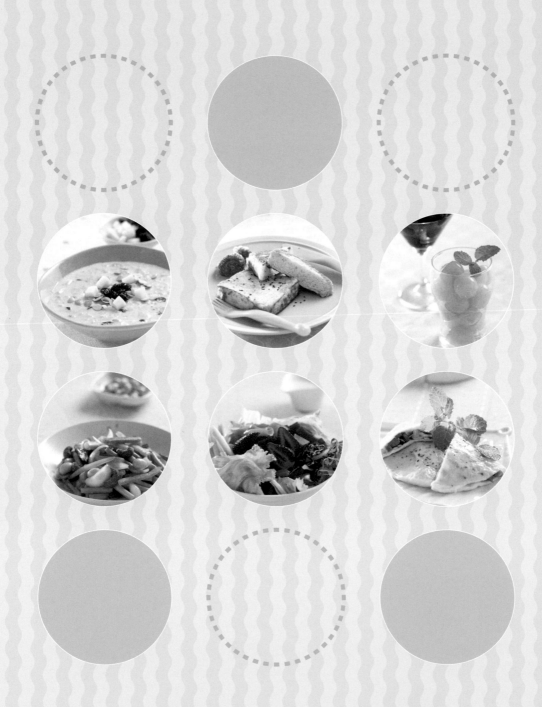

化，讓孩子更能接受新的食物，不會因為
排斥食物而造成偏食。

7～12歲兒童期

正值好動、活動量大的時期，再加上
已進入就學階段，所以熱量的需求更高。

此時期的兒童，骨骼、肌肉的發展很
快，需要足夠的營養素來達到最佳的生長
和發育。尤其是要增加蛋白質的攝取，如
黃豆製品、奶類及穀類等。另外，學齡期
兒童學習能力很強，需要足夠的營養補充

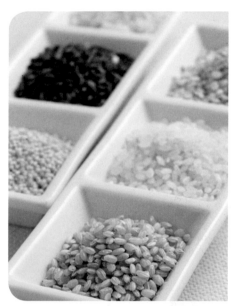

▲ 7～12歲的小朋友，熱量需求更
高。可增加蛋白質攝取，如穀類及黃
豆製品等。

來增加學習的效果，均衡地攝取六大類的食物更是重要。

根據行政院衛福部食品藥物管理署，第二次國民營養健康狀況
變遷調查之學童營養調查結果顯示，台灣學童的營養狀況呈現不均
衡的現象，其中包括主食類、蔬果類及奶類的攝取不足。這樣的飲
食型態，會影響學童對各種營養素的攝取，進一步影響學習的能力
及健康，所以，聰明的家長，要多花一點心思，讓孩子贏在健康的
起跑點上。

素食是否可以讓兒童得到應有的營養？這一直是很多人心中的
疑問。

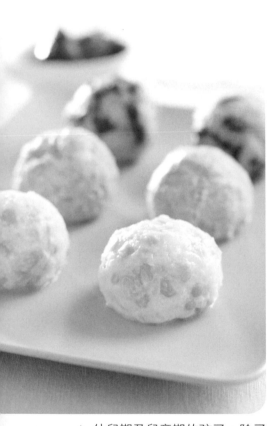

▲ 幼兒期及兒童期的孩子，除了每天的正餐外，也可以提供健康的點心，增加營養的攝取。

其實許多研究顯示，黃豆富含的營養不比魚肉或蛋類差，只要食物多元化，烹調的方式恰當，吃素的孩子亦能健康的成長。

素食的孩童需要多元攝取多醣類主食，如南瓜、地瓜、玉米、五穀類等；另外，綠色蔬菜、黃豆製品、乾豆類及堅果類，如芝麻、杏仁等含豐富的鐵及鈣質，也是素食孩童可以多攝取的。

此單元是針對幼兒期和兒童期需要的營養所設計的食譜，這兩個時期的孩子除了每天三個正餐之外，需要給予點心來增加營養的補充。

正餐食物的搭配很重要，例如傳統的飯配菜的組合，就是為了讓孩子均衡攝取到主食類、黃豆製品及蔬菜類。點心的選擇，以水果、乳製品或主食類為主，較為理想。

另外，考量孩子的咀嚼及吞嚥能力，每道食譜會註明適合的年齡。

幼兒期的孩子胃容量較小，飯配菜的方式進食或許不適合，此單元介紹較多的主食類菜色，讓幼兒在一道菜色中同時攝取多種營養是較好的方式。另外，兒童期也建議以主食類食物為主，增加熱量攝取。

因此，食譜中包含了主食、配菜和點心，提供忙碌的家長，可以輕輕鬆鬆幫心愛的寶貝們做出既營養又可口的素食菜餚！

幼兒期及兒童期的飲食建議

- 針對 1～7 歲幼童飲食建議
  至少每日五穀根莖類 4～8 份（約 1～2 碗）、豆蛋類 2～3.5 份、蔬菜類 2 份、奶類 2 份、水果類 0.5～1 份、油脂類 3～5.5 份。

- 針對 7～12 歲學童飲食建議
  每日五穀根莖類 10～18 份（約 2.5～3.5 碗）、豆蛋類 2～3.5 份、蔬菜類 3 份、奶類 2 份、水果類 2 份、油脂類 6～7.5 份。

本節主筆　林呈蔚 營養師

主食

什錦燕麥薏仁粥

| 維持腸道健康、幫助骨骼生長、增強免疫力 |

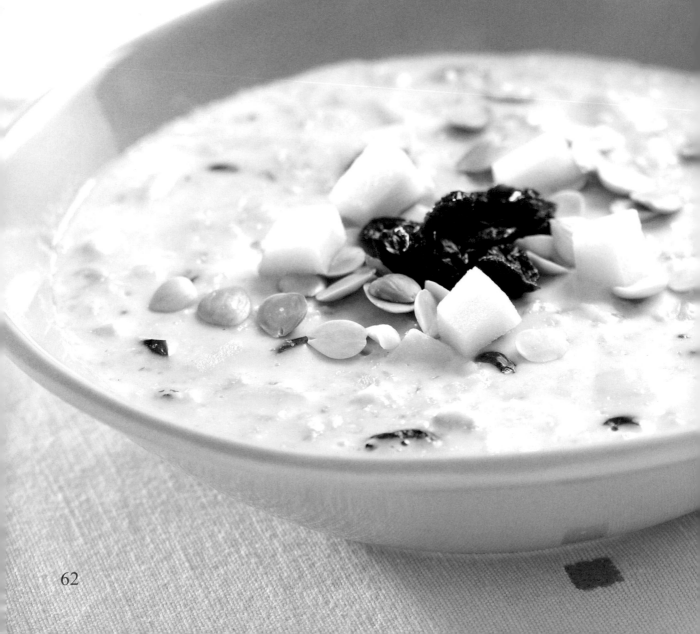

主食類	黃豆及蛋類	水果類	奶類	油脂類
2 份	1 份	0.5 份	1 份	1 份

材料

鮮奶 —————— 1000c.c.
熟薏仁 —————— 2 碗
燕麥片 —————— 180 克
中型蘋果 —————— 1 顆
藍莓乾 —————— 100 克
杏仁片 —————— 25 克

調味料

蜂蜜 —————— 3 大匙

作 法

1 蘋果洗淨，去皮，切小丁；杏仁片放入乾鍋中炒香備用。

2 將鮮奶放入小型鍋中，轉小火加熱。

3 加入熟薏仁、燕麥片、蘋果丁及藍莓乾，煮至稠狀。

4 食用前，加入已炒香的杏仁片，放入蜂蜜拌勻即可。

營養師的小叮嚀

● 薏仁及燕麥皆為蛋白質豐富的穀物，含有膳食纖維及多種維生素，可維持腸道的健康，及增強免疫力。

● 此道食譜可以使用生薏仁一起慢煮，但是薏仁必須事先用清水浸泡 1 ～ 2 小時，即可縮短烹調的時間。也可依個人喜好，加入其他水果，如蔓越莓、水蜜桃罐頭、梨子等，也是不錯的選擇。

● 加入蜂蜜時，必須先熄火，否則經過加熱之後，容易產生酸味，影響口感。

● 鮮奶含豐富鈣質，對骨骼生長非常重要。

● 此道食譜比市售即食早餐穀片具變化，亦可稍微冰過食用。

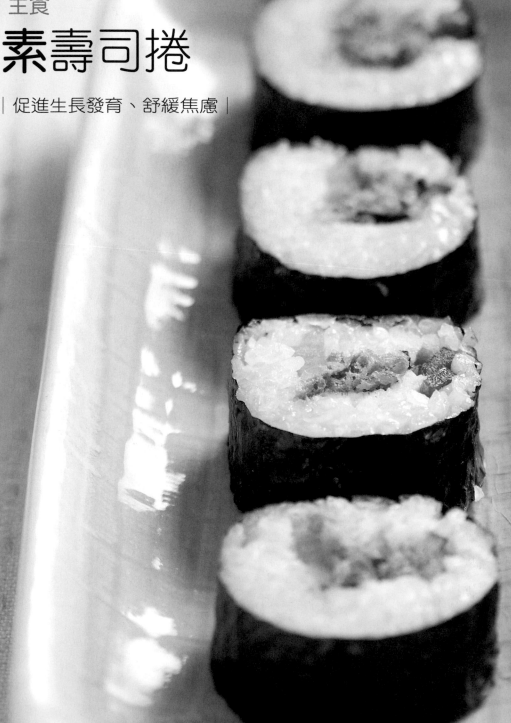

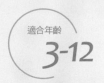
主食

素壽司捲

| 促進生長發育、舒緩焦慮 |

主食類	黃豆及蛋類	蔬菜類	油脂類
4 份	2 份	1 份	3 份

材　料

壽司米、糯米 —— 各 150 克
紅甜椒、黃甜椒 —— 各 1 個
綠蘆筍 —————— 8 ～ 10 支
雞蛋 ——————————— 4 顆
玉米粉 ————————— 1 大匙
素肉鬆 ————————— 100 克
美乃滋 ————————— 4 大匙
海苔皮 ————————— 4 張

調味料

橄欖油 ————————— 2 茶匙
壽司醋 ————————— 5 大匙

作　法

1. 壽司米與糯米混合洗淨，放入電鍋中煮至熟透，加入壽司醋及橄欖油，放涼備用。

2. 將紅黃甜椒、綠蘆筍洗淨；紅黃甜椒剖半，去籽、切成條狀，綠蘆筍以滾水汆燙撈起備用，紅黃甜椒則可以不汆燙。

3. 平底鍋稍微熱鍋後加入 2 茶匙橄欖油，將蛋液過篩後，以玉米粉調勻，煎成 0.5 公分厚，待涼後，接成條狀備用。

4. 將海苔片對切成 2 片，放於乾鍋上烘熱後，取出竹簾，陸續鋪上海苔片及壽司飯（前端留 1 公分，後端留 2 公分）。將其他食材平鋪於壽司飯中間，並加上適量美乃滋，提起前端將餡料捲入，以竹簾固定即可。

營養師的小叮嚀

● 對於 7 ～ 12 歲的兒童，建議可以讓寶貝參與製作，可增進親子間的情感交流。

● 製作飯糰時，必須將米飯壓緊，才不容易鬆散或掉落。

● 紅黃甜椒富含維生素 C，故建議洗淨後生食或快速汆燙，避免大量維生素 C 及其他水溶性維生素因高溫破壞而降低其活性，多攝取維生素 C，可以提高白血球活性，增加孩童的抵抗力，另外還有抗壓效果，可以消除疲勞、舒緩不安及焦慮的情緒。

● 蘆筍含有豐富維生素 A 及 C，另外，還含有少量的蛋白質，建議素食孩童可以多多食用，促進生長發育。

主食

海苔玉米蛋包飯

| 幫助腦部發育、促進腸道蠕動、提高代謝力 |

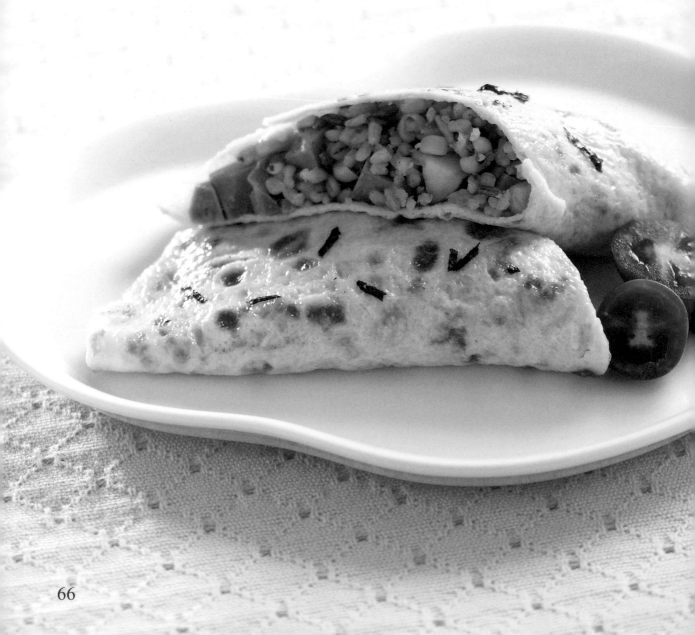

主食類	黃豆及蛋類	蔬菜類	油脂類
4.5 份	1.5 份	0.5 份	3 份

材料

熟五穀飯 ——— 4 碗
雞蛋 ——— 4 顆
小黃瓜 ——— 2 條
素火腿 ——— 4 片
（約 120 克）
甜玉米粒 ——— 1 杯
紫菜碎片 ——— 適量

調味料

橄欖油 ——— 1 大匙
鹽 ——— 少許
黑胡椒粒 ——— 少許

作 法

1. 小黃瓜洗淨，切丁；素火腿切丁；4 顆雞蛋打散，加入紫菜碎片拌勻。

2. 炒鍋加入 1 大匙橄欖油燒熱，倒入 1/4 蛋液，煎成蛋皮，盛起；續入小黃瓜丁、素火腿丁及甜玉米粒炒熟。再加入熟五穀飯一起拌炒，放入鹽、黑胡椒粒調味。

3. 將炒好的飯約 1 碗包入蛋皮中，再灑上紫菜碎片即可。

營養師的小叮嚀

- 此道食譜適合作為小朋友午餐便當。五穀飯含有豐富維生素及礦物質，但是口感稍硬，若小朋友排斥五穀飯，則可減少份量，改用白飯代替。

- 常見的五穀米有糙米、小米、蕎麥、燕麥、薏仁、紅豆等組成，富含維生素 B 群、E 及鎂、硒、鈣、鋅等礦物質，對生長中的孩童來說是營養豐富，若能再加上黃豆補充蛋白質就更完美了。

- 煎蛋皮時，可使用平底鍋，除了可掌握厚度均勻之外，形狀也會比較漂亮，或是在蛋液中添加少許的玉米粉，亦可減少蛋皮煎破的機會。

- 紫菜屬於海藻類，主要含鈉、鉀、鐵、鈣是生長發育所需元素，水溶性纖維可促進腸道蠕動，另外也含有植物性食物中少見的 EPA，可以幫助腦部發育。

主食

迷迭香茄汁烏龍麵

| 維護眼睛健康、預防視力退化、幫助骨骼發育 |

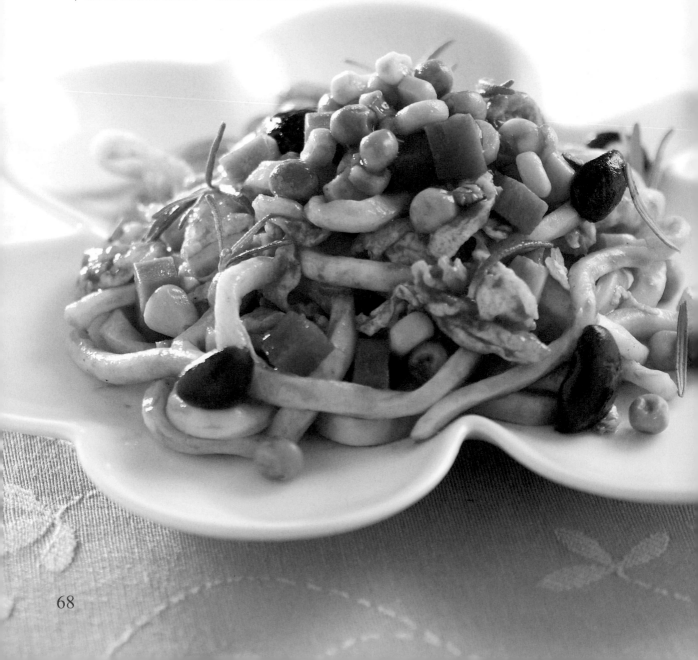

主食類	黃豆及蛋類	蔬菜類	油脂類
3.5 份	13 份	0.75 份	2 份

材料

烏龍麵 ——————700 克
柳松菇 ——————200 克
玉米粒 ———————50 克
青豆仁 ———————85 克
胡蘿蔔丁 —————100 克
雞蛋 ————————4 顆
新鮮迷迭香 ———少許

調味料

橄欖油 ————2.5 大匙
番茄醬 ——————3 大匙
黑胡椒粒、鹽 ——少許

作 法

1. 柳松菇洗淨備用；迷迭香洗淨，切末，放入容器中，加入蛋打勻。

2. 炒鍋加入 1.5 大匙橄欖油燒熱，放入蛋液，炒熟撈起備用。

3. 另起鍋，用 1 大匙橄欖油將柳松菇、玉米粒、青豆仁及胡蘿蔔丁一起炒至熟，加入鹽及黑胡椒粒調味。

4. 放入烏龍麵、番茄醬翻炒均勻，起鍋前加入迷迭香、炒蛋拌炒一下即可。

營養師的小叮嚀

● 近幾年科技發達，造成電腦兒童及電視兒童與日遽增，坊間戴眼鏡的兒童比比皆是。胡蘿蔔含有豐富的 β-胡蘿蔔素（可合成維生素 A），可維護眼睛健康，預防視力減退，還能幫助兒童骨骼及牙齒發育！

● 除了胡蘿蔔，其他深綠色及紅黃色蔬果也是維生素 A 很好的來源，如番茄、紅黃甜椒。

● 此道食譜非常適合作為小朋友的午餐便當。

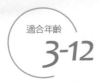
適合年齡
3-12

主菜
破布子雪菜豆腐

| 提供學齡兒童牙齒及骨骼發育所需的養分 |

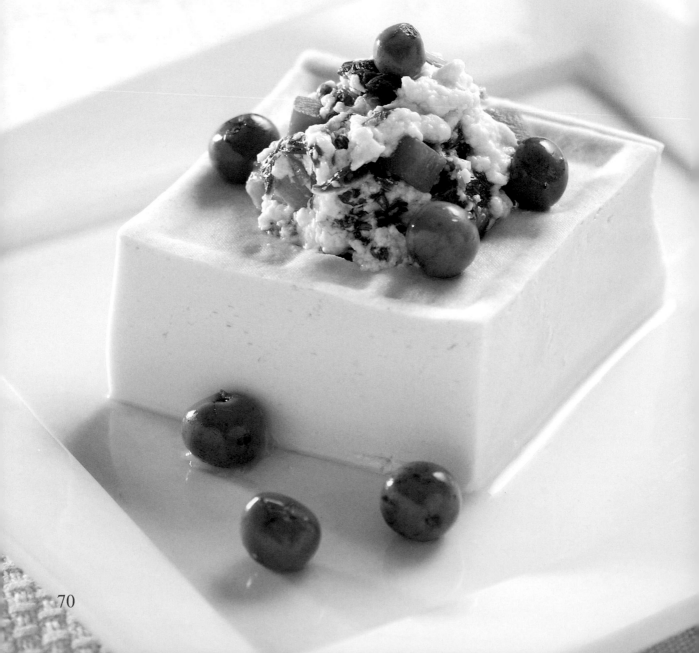

70

黃豆及蛋類	蔬菜類	油脂類
0.25 份	0.25 份	2 份

材料

雪菜	50 克
板豆腐	2 塊
胡蘿蔔	50 克
薑末	少許

調味料

破布子醬	5 大匙
玉米粉	1.5 大匙
橄欖油	2 大匙

作　法

1 雪菜洗淨，切碎；胡蘿蔔去皮，洗淨，切丁備用。

2 取一支湯匙，將豆腐中間挖一個洞，再將作法 1 的材料與挖出的豆腐，用玉米粉攪拌均勻後，放回挖好的洞中，移入蒸鍋中，蒸約 5 ～ 10 分鐘取出。

3 炒鍋加入橄欖油燒熱，放入薑末爆香，倒入適量的水與破布子醬一起燜煮成醬汁即可。醬汁也可淋在蒸熟的豆腐上食用。

營養師的小叮嚀

● 板豆腐含有豐富鈣質，是學齡兒童牙齒及骨骼生長所需的養分。

● 破布子醬及雪菜本身具有鹹味，所以製作此道菜色不需要再添加鹽，以免味道太鹹。

● 此道食譜利用蒸的方式製成，而且紅蘿蔔及雪菜不易變色，故適合作為小朋友午餐的便當菜。

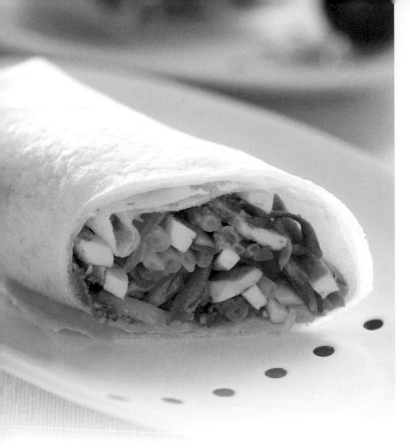

適合年齡
5-12

主菜
三絲潤捲

| 幫助成長，避免生長遲緩 |

主食類	黃豆及蛋類	蔬菜類	油脂類
2 份	0.5 份	0.5 份	2 份

材　料
春捲皮————————8 片
五香豆乾————————4 片
豆芽菜————————150 克
胡蘿蔔絲————————100 克
花生粉————————4 茶匙

調味料
醬油————————3 大匙
鹽————————少許
橄欖油————————2 大匙

作　法

1 五香豆乾切絲備用。

2 將豆芽菜、五香豆乾絲及胡蘿蔔絲一起用油炒熟備用。春捲皮在使用前可先以冷開水沾濕，方便包成春捲狀。

3 把 作法 2 炒熟的食材包入春捲皮中，適量灑上花生粉後，包成春捲狀。

營養師的小叮嚀

● 豆乾、胡蘿蔔是咀嚼較硬的食材，建議切成較細的條狀。

● 豆乾是很好的蛋白質來源，而豆芽菜、胡蘿蔔則含有豐富的維生素 C，及維生素 A 的前驅物「β-類胡蘿蔔素」，對孩童身體組織的組成及發展都是很重要的營養素。

● 花生或黑芝麻及其他植物油是良好的油脂來源，含有必需脂肪酸，可以避免孩童皮膚產生濕疹及生長遲緩的情形。

適合年齡 **3-12**

主菜
法式香煎吐司

│ 補充優質的蛋白質、促進肌肉組織生長 │

主食類	黃豆及蛋類	水果類	奶類	油脂類
1.5 份	2 份	2 份	0.5 份	1.5 份

材 料

全麥厚片吐司	4 片
雞蛋	7～8 顆
全脂鮮奶	2 杯
玉米粉	8 茶匙
黑芝麻	少許

調味料

植物奶油	3 大匙

作 法

1. 先將雞蛋打散，加入全脂鮮奶、玉米粉一起攪打均勻；全麥厚片吐司切除四邊的硬皮，對切成 8 片備用。

2. 全麥厚片吐司放入作法 1 的蛋液中泡軟。

3. 平底鍋中放入植物奶油至溶化後，放入作法 2 的吐司塊，煎至兩面呈金黃色，食用前撒上少許的黑芝麻即可。

營養師的小叮嚀

● 煎蛋和吐司的搭配產生不同層次的口感，鬆軟滑綿的感覺，深受孩子喜愛；主食類的吐司和雞蛋結合，可增加蛋白質的攝取，促進身體肌肉組織的生長。

● 也可做成鹹的口味，只要在蛋液中加入少許鹽和切碎的九層塔或香椿，即可以呈現另一種不同的風味。

● 選擇植物奶油代替橄欖油的原因是增加口感及香味，植物性奶油雖然不含膽固醇，但大量攝取仍然會累積脂肪，造成肥胖，所以應適量攝取。

● 製作時，建議使用平底鍋，會更方便、好操作。

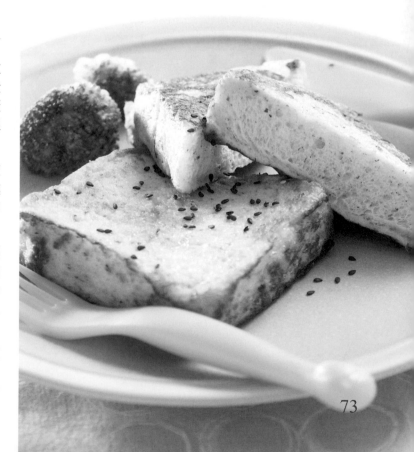

配菜

麻油炒三菇

| 強化體質、提升記憶力 |

蔬菜類	油脂類
1 份	2 份

作 法

1 全部的食材分別洗淨；鮮香菇切絲備用。

2 炒鍋加入胡麻油燒熱，放入薑絲爆香，續入全部的菇類及胡蘿蔔絲拌炒。

3 加入水 1/2 杯，以中火燜煮約 5 分鐘至熟，加入鹽拌炒即可。

材 料

金針菇	1 把
柳松菇	100 克
鮮香菇	100 克
胡蘿蔔絲	80 克
薑絲	少許

調味料

胡麻油	3 大匙
鹽	少許

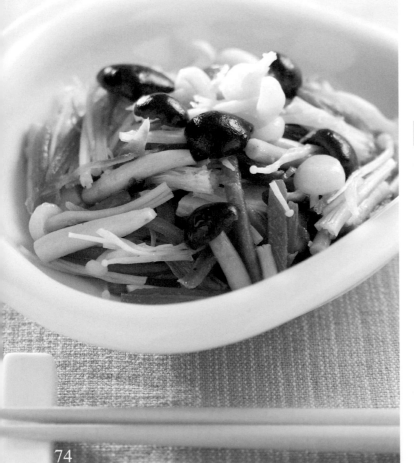

營養師的小叮嚀

● 菇類富含多醣體、蛋白質、膳食纖維及鈉、鉀、硒等礦物質，可以提升免疫力、增強大腦的記憶力，是成長發育中的孩童不可或缺的食物之一。

● 胡麻油在中醫觀點屬於熱補食材，冬天加薑一起烹調，有去寒功效。現代醫學發現胡麻油富含亞麻油酸，亞麻油酸是身體所需的必需脂肪酸之一，麻油對於生長中的學齡兒童，也是很好的健康食材，可補充生長所需的熱量、維生素及礦物質來強化體質，增強抗病力。

適合年齡
5-12

配菜
枸杞高麗菜

| 改善食欲、維護視力健康 |

蔬菜類	油脂類
1 份	1 份

材　料
高麗菜 ——————— 400 克
枸杞 ——————— 1 大匙
薑絲 ——————— 適量

調味料
橄欖油 ——————— 1.5 大匙
鹽 ——————— 少許

作　法

1 高麗菜洗淨，切成 5 公分平方大小；枸杞以溫水泡軟備用。

2 炒鍋加入橄欖油燒熱，放入薑絲爆香，加入高麗菜快炒至熟透。

3 起鍋前放入枸杞，及適量鹽拌炒即可。

營養師的小叮嚀

● 高麗菜含豐富維生素 C，而枸杞含有葉黃素及維生素 B 群，對就學階段的孩童來說，是護眼的食材。

● 白色高麗菜與紅色枸杞是很好的顏色搭配，可以刺激食欲。

● 另外，其他紅黃色蔬菜，如胡蘿蔔、紅黃甜椒及深綠色蔬菜，如菠菜、A 菜等亦是維護視力的好食材。

湯品
山藥馬鈴薯濃湯

| 幫助消化及吸收、預防貧血 |

主食類	蔬菜類	奶類
2 份	0.75 份	1 份

材　料

馬鈴薯（中型）	2 個
紫山藥	300 克
胡蘿蔔	200 克
素高湯	8 杯
綠花椰菜	20 朵
全脂奶粉	120 克
烤過的吐司丁	適量

調味料

鹽	少許

作　法

1. 馬鈴薯去皮，洗淨；紫山藥、胡蘿蔔分別去皮，洗淨，切丁；綠花椰菜切小朵備用。

2. 將去皮馬鈴薯放入電鍋中蒸熟取出，放入果汁機，倒入素高湯約 2 杯，攪打成馬鈴薯泥。

3. 馬鈴薯泥放入鍋中，再加入剩餘的素高湯攪拌稀釋，續入紫山藥丁、胡蘿蔔丁、綠花椰菜、全脂奶粉，轉中火慢煮至熟。

4. 製作的過程要不停地攪拌，以避免馬鈴薯沾黏在鍋壁產生焦味，待湯煮滾之後，撒入鹽調味，擺上烤過的吐司丁即可。

營養師的小叮嚀

- 紫山藥富含澱粉、膽鹼、纖維素、維生素 A、B_1、B_2、C、鐵、鈣、碘、磷等及礦物質，另含有多醣蛋白成分的黏液質及消化酵素，可以幫助胃腸消化吸收。

- 馬鈴薯富含維生素 B 群、維生素 C 及鉀。鉀是體內酸鹼及水分平衡的重要元素，另外可以維持神經及肌肉的正常功能。

- 綠花椰菜為十字花科植物，含高量的葉酸、維生素 C 及纖維素。葉酸與造血及蛋白質合成有關，除花椰菜外，應多攝取深綠色蔬菜，可以避免孩子因缺乏葉酸而造成貧血。

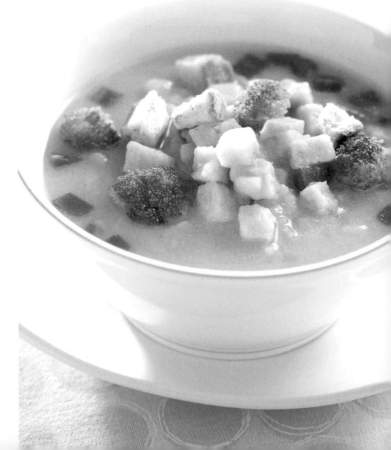

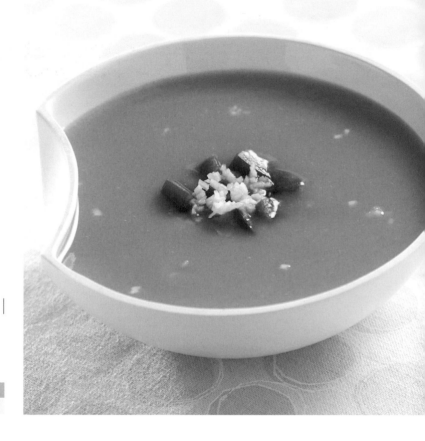

適合年齡
3-12

湯品
番茄南瓜湯
| 保護視力、減少自由基傷害 |

主食類	蔬菜類	油脂類
1.5 份	0.5 份	1.5 份

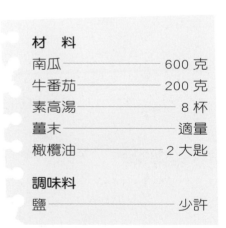

材料
南瓜	600 克
牛番茄	200 克
素高湯	8 杯
薑末	適量
橄欖油	2 大匙

調味料
鹽	少許

作 法

1. 南瓜洗淨後切塊,再放入果汁機攪打成細顆粒狀備用（可加入約 1 杯的素高湯一起攪打）。

2. 牛番茄洗淨,去蒂,剖半,切小丁。

3. 起油鍋,以橄欖油炒香薑末,加入牛番茄丁拌炒 3 ～ 5 分鐘熄火備用。

4. 以湯鍋盛裝素高湯及作法 1 材料,再加入作法 3 材料一起加熱至滾,起鍋前加入適量的鹽調味即可。

營養師的小叮嚀

- 此道食譜簡單可口,且含豐富的胡蘿蔔素及茄紅素,不僅保護孩子視力,更有抗氧化的作用,減少自由基對孩子的傷害。
- 製作此道食譜時,切記應不斷攪拌,避免大火滾煮,才不會產生焦味。

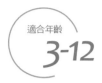

適合年齡
3-12

湯品
奶油通心粉濃湯

| 補充均衡營養素、提升抗病力 |

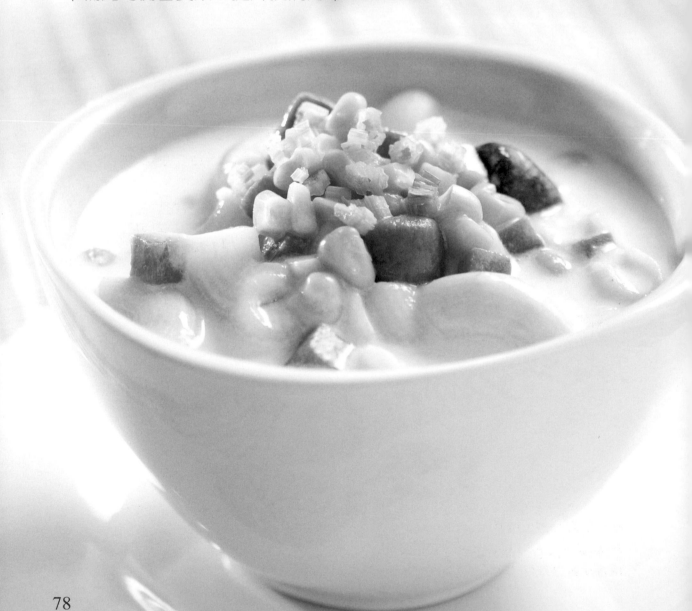

主食類	蔬菜類	奶類	油脂類
2 份	0.5 份	0.5 份	1 份

材料

熟通心粉 —————— 2 碗
小蘑菇 —————— 15 個
玉米醬 —————— 4 杯
胡蘿蔔丁 —————— 2 杯
芹菜 —————— 2 根
（約 20 克）

調味料

植物奶油 —————— 8 茶匙
鹽 —————— 少許
鮮奶 —————— 2.5 大匙

作　法

1　蘑菇洗淨，切片；芹菜去葉取莖，洗淨，切成細末備用。

2　取一個平底鍋，放入奶油及蘑菇炒香，加入鹽調味，盛起備用。

3　取 8 杯水倒入鍋中煮沸，加入作法 2 的蘑菇、玉米醬、胡蘿蔔丁、通心粉及鮮奶拌勻，轉小火煮至滾，起鍋前撒上芹菜末即可。

營養師的小叮嚀

● 蘑菇所含的維生素 B_2、菸鹼酸，能補充成長中孩子所需的營養素，而多醣體則可以幫助孩子提升免疫力。

● 玉米含豐富維生素，另含醣類、蛋白質及鈣、硒、鎂等礦物質，對成長中的孩童來說是很好的點心食材。

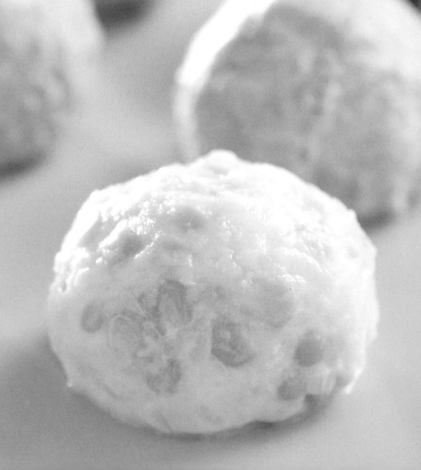

點心

三色薯泥

| 預防食欲不振影響生長發育、提升健腦力 |

主食類	蔬菜類	水果類	奶類
2 份	0.25 份	0.25 份	1 份

材料

馬鈴薯（中）——— 4 個

枸杞 ——————— 4 湯匙

綠花椰菜 ————— 15 朵

玉米粒 ————— 125 克

起司 ——————— 8 片

調味料

鹽 ———————— 少許

作　法

1　馬鈴薯洗淨，去皮；枸杞洗淨，浸泡水至軟，撈起，瀝乾水分；綠花椰菜洗淨，切小朵備用。

2　綠花椰菜放入加有少許鹽的滾水中汆燙，煮熟後撈起，移入果汁機中攪碎成泥，取出備用。

3　馬鈴薯放入電鍋中蒸熟，取出蒸熟的馬鈴薯壓成泥狀，趁熱加入起司，使其溶化，可再加入少許的鹽調味。

4　馬鈴薯泥再分別加入玉米粒、綠花椰菜泥及枸杞拌勻，捏成球狀即可。

營養師的小叮嚀

● 馬鈴薯是營養素豐富的食物，富含維生素及礦物質，此道菜將馬鈴薯做成泥狀，對長新牙的幼兒來說較容易咀嚼。

● 綠花椰菜有豐富的膳食纖維，也含有多種維生素，如維生素 A、B 群、C、葉酸及鉀、鈣、鎂、磷等礦物質，是非常健康的食物，若小朋友不喜歡吃，可將稍有酸味的鳳梨及微甜的枸杞結合，小朋友較容易接受，而紅、黃、綠的搭配也容易引起幼童的食欲。

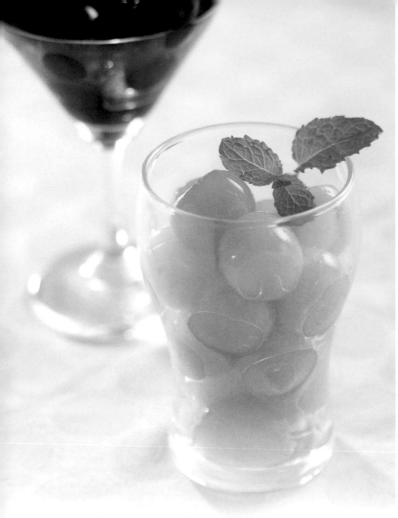

點心
健康果汁凍

| 幫助排便順暢、改善便祕 |

水果類
2 份

材 料

葡萄 —————— 35 顆

柳橙 —————— 4～5 顆

洋菜粉 —————— 15 公克
（約 1 小包）

調味料

果糖 —————— 4 大匙

作 法

1 葡萄洗淨榨汁；柳橙洗淨，擠汁備用。

2 鍋中加水 7～8 杯，放入洋菜粉攪拌均勻，使其溶解呈透明狀，熄火。

3 作法 2 分成 2 份，分別倒入葡萄汁、柳橙汁，加入適量的果糖拌勻。

4 倒入果凍模型中，待涼，移入冰箱冷藏約 1 小時後，即可取出。

營養師的小叮嚀

- 果汁中亦可加入少許的水果丁，如奇異果、草莓、水梨等材料做變化，增加美味的口感。在炎炎夏日裡，家長可以多做一些，放入冰箱中冰藏，是小朋友們下課後的健康點心。

- 果汁不宜與洋菜一起加熱，果汁加熱的時間愈長，其中所含的維生素 C 被破壞的量會愈多。洋菜（寒天）的主要成分是海藻膠，富含膳食纖維，可幫助孩子排便順利，使腸道健康。

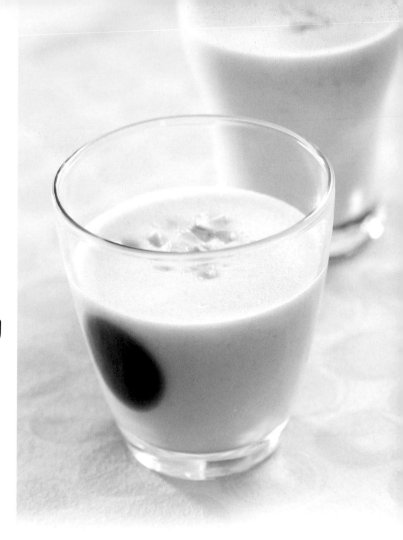

點心
杏仁香蕉牛奶

│ 營養豐富，幫助生長發育佳 │

材 料

香蕉 ————————— 2 根
熟杏仁 ———————— 20 粒
全脂牛奶 ————— 1000c.c.

作 法

1 香蕉去皮，切小塊，放入果汁機中。

2 再加入杏仁、全脂牛奶攪打均勻，倒入玻璃杯中即可飲用。

營養師的小叮嚀

● 此道飲品含豐富的礦物質與維生素，可幫助幼兒骨骼、牙齒的生長；另外，杏仁也含豐富的不飽和脂肪酸，可作為孩童生長發育所需的熱量來源。

● 如果希望杏仁的香味更突出，建議可以添加少許的杏仁粉，增加香味。

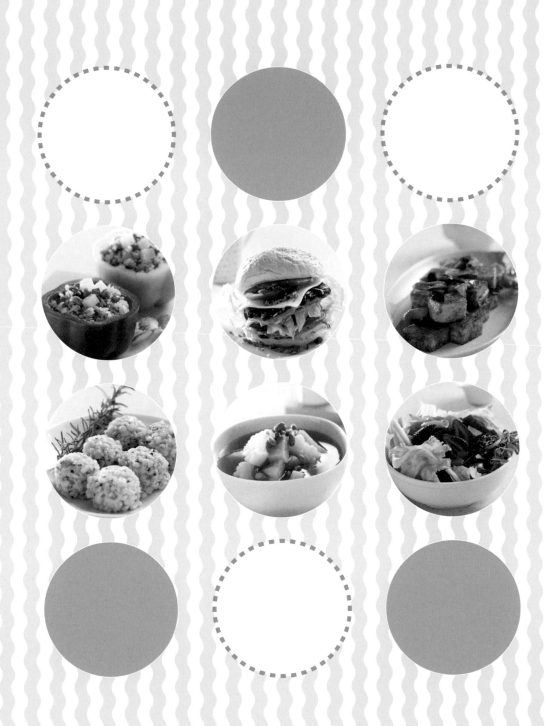

青春期

快樂成長食譜

青春期是人生發展最快速的第二個時期，生理的發展、心智的成熟訓練、知識的根基都在此時奠定。除了面對成長發育外，還要調整課業壓力、親子關係，每個人都像上緊發條的鬧鐘，過著緊繃忙碌的生活，因此提供孩子健康而完整的飲食生活，便十分重要。

而忙碌的生活型態使得飲食習慣產生速食文化，甚至不吃早餐。在長時間的速食文化發展下，也深深地影響孩子健康。

根據全國國民營養調查資料顯示：有一半學童的脂肪攝取過高，而六成以上學童醣類攝取過少。在其他營養素攝取方面，有多數學童的鈣質攝取量均不足，只達到國人膳食營養素參考攝取量（DRIs）的50～60%，有一半以上的4～6年級女學童，鐵質攝取量未達到DRIs之建議量。而膽固醇及鹽均超過建議量。膽固醇平均每天攝取338毫克，蛋提供40%的膽固醇。奶類方面，平均每天喝0.7份。

學童的營養呈現不均衡的現象，包括攝取過多的蛋豆類的情形，而主食類、蔬果類與奶類則有不足的現象。

因此，營養教育已經是刻不容緩的議題，充足的營養與正確的生活習慣，能幫助孩子面對更多接踵而來的壓力。

青春期是生理器官的成熟及心智發展的關鍵時期。這段時期，活動量很大，且進入青春期的種種困擾與熱量需求也增加，但消化系統卻未發育完全，所以無法一次吃很多食物，因此每天補充1～2次點心是相當重要的。

建立青春期孩子的營養健康法則

‧ 早睡早起吃早餐

每天精神好，又可增加記憶力，幫助好成績。建議父母親應盡可

能與子女一同共進早餐，既能吃下營養均衡的早餐，也能培養良好的親子關係。

・點心應選擇富含多種營養素食物

上午第二節下課及下午放學時均可吃一次富含醣類、蛋白質與蔬菜等多種營養素的點心。避開高熱量食物，如水煎包、茶葉蛋，及一些含有過多油脂、糖或鹽等食物，如薯條、洋芋片、炸雞、奶油蛋糕、汽水或可樂等。

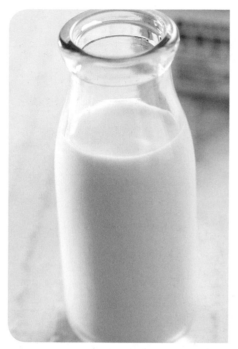

▲ 青春期的孩子對於鈣質的需求量大，建議每天可攝取 2 杯乳製品。

・每日2杯奶，保鈣有一套

鈣質需求對兒童及青春期孩子生長發育是非常重要的，此時期需要DRIs1000～1200毫克，每日如果達到2杯乳製品，鈣質攝取足夠，而不須額外特別補充鈣質與鈣片。建議1杯放入早餐中，另1杯可搭配點心，以增添變化來增加孩童飲食的變化性，如鮮奶茶、水果牛奶、披薩（**建議選用50～100克的披薩，熱量不會太高**）、吐司等，增添更多樂趣，也可增進食欲。

・每日一餐素，油脂少得快

「晚餐茹素」效果好，因為晚餐可能是一天中最可以掌控的，一餐的素食更可大大降低油脂及膽固醇的攝取，特別是動物性脂肪，對於心血管疾病的預防以及理想體重的維持可提供較大的幫助。

本節主筆　江政陽營養師

主食
夏威夷香鬆炒飯

｜ 滋補強壯、增強免疫力 ｜

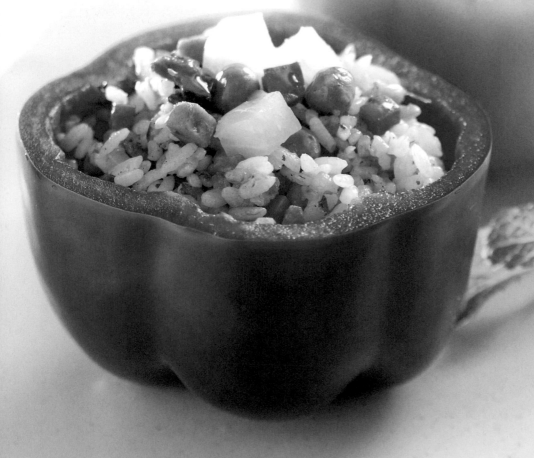

主食類	黃豆及蛋類	水果類	油脂類	蔬菜類
4.25 份	1 份	1 份	2 份	0.5 份

材　料

白飯	4 碗
香椿醬	20 克
鳳梨	6 片
素鬆	40 克
紅甜椒	240 克
素火腿	100 克
青豆仁	45 克

調味料

橄欖油	8 茶匙
鹽	1 茶匙
胡椒粉	1 茶匙

作　法

1. 將鳳梨切小丁、素火腿切小丁；紅甜椒洗淨，剖半，去籽備用。

2. 起油鍋，加入香椿醬、素火腿丁及青豆仁爆香，再放入白飯拌炒。

3. 續入鳳梨丁拌炒均勻，加入鹽、胡椒粉調味，盛入已剖半的紅椒中，撒上素鬆即可。

營養師的小叮嚀

- 蛋是品質良好的蛋白質，但膽固醇含量滿高（約 300 毫克），千萬別以為青春期就可以無限制地吃。

- 現在青少年體重過重的人，或血脂肪數值偏高的都要特別小心蛋類的攝取量，此類型青少年建議一週 3 顆蛋便可。

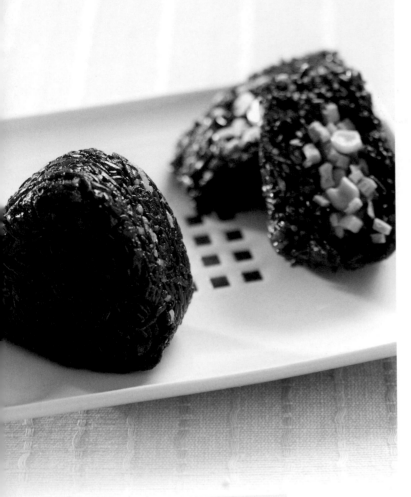

適合年齡
12-20

主食
風味御飯糰

| 補充蛋白質、強化自癒力 |

主食類	黃豆及蛋類	油脂類
2.2 份	1 份	0.2 份

材　料

熟熱的紫糯米飯	400 克
素火腿	120 克
玉米粒	40 克
黑芝麻	8 克

調味料

鹽	2 茶匙
糖	4 茶匙
醋	8 茶匙

作　法

1　素火腿切成細丁，放入滾水中汆燙，撈起，瀝乾水分。

2　熟熱的紫糯米飯加入全部的調味料拌勻。

3　取一飯糰模型，放入適量拌好的紫糯米飯，包入火腿丁、玉米粒、黑芝麻，捏成飯糰狀，依序全部完成即可。

營養師的小叮嚀

● 此道食譜適合外出食用且製作簡單，內餡也可用素鬆代替。

● 膳食纖維的來源不只有蔬菜，全穀類也含相當豐富的膳食纖維。此外，芝麻也為素食者提供相當豐富的蛋白質來源。

適合年齡
12-20

主食
筍香炒河粉

| 補充膳食纖維、控制體重 |

主食類	黃豆及蛋類	蔬菜類	油脂類
3 份	1 份	0.5 份	1.75 份

材料

河粉	720 克
乾香菇	8 朵
竹筍片	100 克
素火腿絲	80 克
豆芽菜	100 克
香菜	20 克

調味料

橄欖油	2 大匙
鹽、胡椒粉	各 1 茶匙
醬油、醋	各 1 茶匙
麻油	1 茶匙

作法

1 香菇浸泡水至軟；豆芽菜去除尾端，洗淨；香菜洗淨，切段。

2 河粉切條狀，放入滾水中汆燙至軟，撈起，瀝乾水分。

3 炒鍋放入橄欖油燒熱，加入香菇絲爆香，續入竹筍片、素火腿絲拌炒。

4 倒入水 1/2 碗，放入鹽、胡椒粉、醬油、醋煮沸，續入河粉，煮至水分快收乾。

5 再加入豆芽菜拌炒至熟，起鍋前加入香菜、麻油，快速翻炒一下，撈起即可。

營養師的小叮嚀

● 這是一道具中國風的食物，相當適合作為便當的變化選擇。除此之外，低卡的烹調更減少青年學子擔心的體重煩惱，烹調時也可多加蔬菜，進而增加膳食纖維的攝取量。

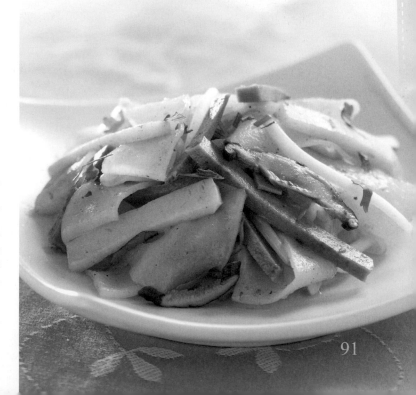

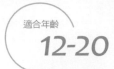

主食

翡翠素蒸餃

| 預防便祕、提升免疫力 |

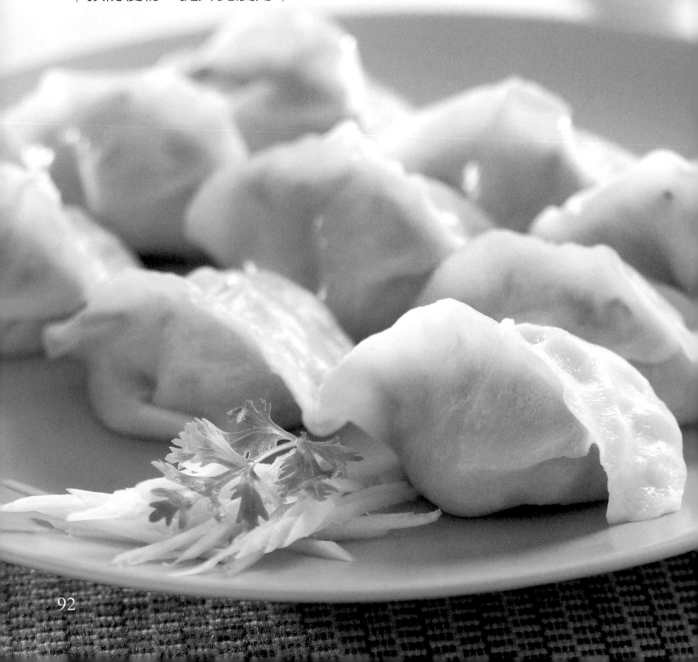

主食類	黃豆及蛋類	蔬菜類	油脂類
4 份	1.5 份	1.5 份	1.5 份

材料

蒸餃皮	48 片
青江菜	200 克
素肉	300 克
香菇	10 朵
荸薺	200 克
薑末	20 克

調味料

太白粉	2 大匙
糖、麻油	各 2 茶匙
鹽	1/2 茶匙
胡椒粉	1/2 茶匙

作法

1. 青江菜洗淨，切細末；素肉、香菇分別泡水至軟，切細末；荸薺洗淨去皮，切細末。

2. 將作法 1 的材料放入容器中，加入全部的調味料及薑末拌勻，待 20 分鐘入味，即成餡料。

3. 取一張蒸餃皮，包入適量的餡料，開口處壓緊，依序全部完成，擺入表面擦有少許油的盤中。

4. 移入蒸籠中，以大火蒸煮約 7 ～ 10 分鐘至熟，取出即可。

營養師的小叮嚀

- 此道菜的特色在於荸薺的食用，為一般口感軟嫩的素水餃提供脆實的口感。建議食用量為 12 ～ 18 顆，烹調方式還可變化成水餃或煎餃。

- 食材中應用的香菇，也可提升免疫力。

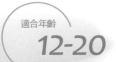
主食

高纖生菜堡

| 增加代謝力、強化好腦力 |

主食類	黃豆及蛋類	蔬菜類	奶類	油脂類
2 份	1 份	0.5 份	0.5 份	2.5 份

材　料

漢堡麵包	4 個（約 50 克）
美生菜	120 克
紫高麗菜	80 克
番茄	80 克
烤熟堅果	20 顆（腰果、核桃）
起司	4 片
素排	4 片（約 120 克）

調味料

橄欖油	5c.c.
千島沙拉	30 克（可視喜好，選擇一般沙拉）
奶油	20 克

作　法

1. 美生菜、紫高麗菜洗淨，剝成小片狀；番茄洗淨，切片。

2. 起油鍋，放入素排，煎至兩面呈金黃色備用。

3. 將漢堡麵包放入烤箱烤熱，取出，橫剖對半，表面塗抹上適量的奶油，放入適量的美生菜、番茄片、素排、紫高麗菜、起司。

4. 撒上烤熟堅果，擠入沙拉，覆蓋另一半的漢堡麵包，依序全部完成即可。

營養師的小叮嚀

● 這是一道簡單多變的組合菜色，像漢堡麵包可用雜糧麵包、貝果、潛艇堡代替；而美生菜的組合更可豐富多變，可挑選五色蔬果加入，既輕鬆方便又營養豐富。

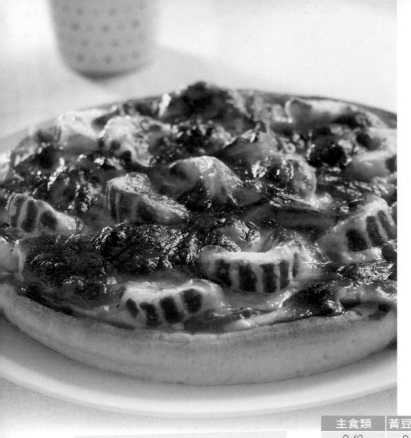

主食
鄉野披薩（9吋）

| 激發食欲、兼顧美味與健康 |

主食類	黃豆及蛋類	蔬菜類	水果類	奶類
2 份	0.5 份	0.5 份	0.5 份	1 份

材　料

市售披薩皮	1 個
	（約 250 克）
洋菇	50 克
素蝦	60 克
三色彩椒	75 克
番茄	75 克
鳳梨	3 片
乳酪絲	200 克

調味料

番茄醬	30 克
黑胡椒粒	少許

作　法

1 洋菇洗淨，切片；素蝦切小塊；彩椒洗淨，去籽，切絲；番茄洗淨，切片；鳳梨切小塊。

2 烤箱上下火設定為 180 度，預熱 5 分鐘，將披薩皮抹上番茄醬。

3 擺上作法 1 材料，撒黑胡椒粒及乳酪絲，移入烤箱烤約 20 分鐘後即可。

營養師的小叮嚀

● 速食食品是年輕人的最愛，但通常高油脂、高熱量，為求健康營養，自己動手試試看，健康美味又樂趣無窮。

● 調整一下食材比例會有意想不到的結果喔！若將素火腿、起司及番茄醬份量減少，再利用較多的蔬菜類，即可輕鬆享用披薩沒負擔。（一般來說，成人一天鹽分攝取建議量最多 8 公克，而 12 毫升的番茄醬即有 1 公克鹽量，因此披薩中的番茄醬建議使用在 24 毫升以內。）披薩建議一個月最多食用 2 次，以免熱量過高，體重上升。

12-20

主食
乳酪麵餅

| 補充鈣質、營養又健康 |

主食類	黃豆及蛋類	蔬菜類	奶類	油脂類
2 份	1 份	1.2 份	1 份	0.5 份

材 料

市售蛋餅皮	4 片
豆芽菜	400 克
雞蛋	4 顆
低脂乳酪	8 片
小黃瓜	20 克

調味料

橄欖油	2 茶匙
番茄醬	4 茶匙
鹽	適量

作 法

1. 豆芽菜去除頭尾端,洗淨;小黃瓜洗淨,切絲;蛋打散,加入少許鹽拌勻備用。

2. 起油鍋,倒入蛋液,煎熟後取出;再倒入少許的橄欖油燒熱,加入豆芽炒熟,加鹽調味,盛起備用。

3. 取蛋餅皮 1 片,上面放乳酪 2 片,入鍋中煎熟,中間擺入適量的蛋、豆芽菜、小黃瓜絲捲起。

4. 食用時,擠上適量的番茄醬即可。

營養師的小叮嚀

● 不喜歡喝牛奶的青少年,可選用乳酪,增加鈣質的攝取,特別建議選擇低脂乳酪,可減少油脂含量,避免身體的體重負擔。

● 青春期的孩子建議每日鈣質攝取 1200 毫克,此道餐點提供約 600 毫克的鈣質達每日需求一半,方便青少年朋友輕鬆達到一日鈣質所需。

主菜
幸福蔬炒

| 提振食欲、補充好能量 |

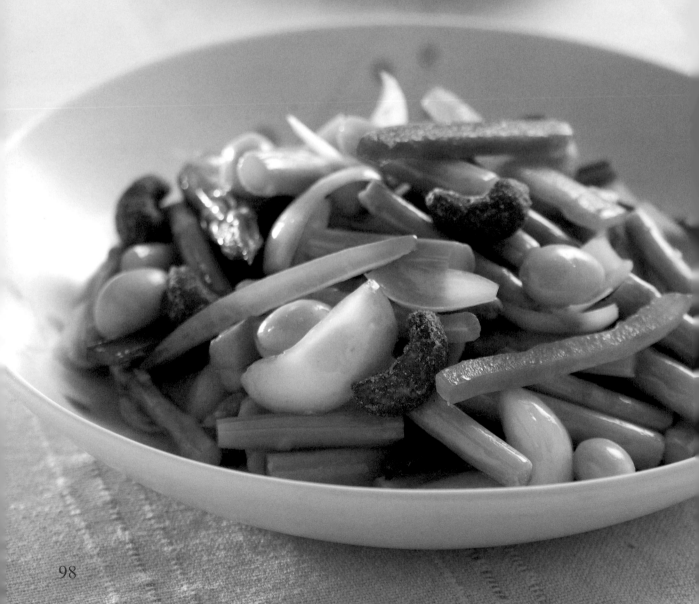

蔬菜類	油脂類
1.8 份	1.5 份

材　料

白果	150 克
百合	150 克
紅黃甜椒	各 1 顆
綠蘆筍	150 克
蜜腰果	35 顆

調味料

沙拉油	1 茶匙
鹽	1 茶匙

作　法

1. 將白果洗淨；百合剝片，洗淨；紅黃甜椒洗淨，剖半去籽，切絲；蘆筍洗淨切段，放入滾水中汆燙一下，撈起，瀝乾水分。

2. 起油鍋，加入全部的蔬菜，快炒約 3 分鐘。

3. 倒入少許的水拌炒至熟，加鹽調味，再放入蜜腰果拌勻即可。

營養師的小叮嚀

- 此道菜色提供低油烹調的示範，並加入堅果類，提供素食者微量礦物質及維生素 E 的來源。

- 白果、百合在食物分類上皆屬於蔬菜類，特色是較不會有一般青春期少年討厭的蔬菜味，特別是百合，還有些許香氣，在視覺及味覺上都有提振食欲的效果。

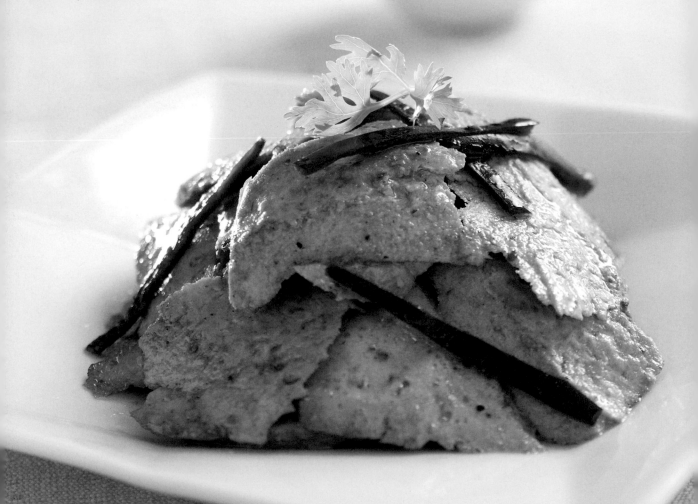

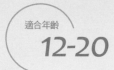
主菜

沙茶辣味素燻肉

| 補充蛋白質、促進成長發育好 |

黃豆及蛋類	蔬菜類	油脂類
1 份	0.25 份	1 份

材 料

素燻肉 ———————— 1 片
　　　　　　　（約 200 克）

香菜 ———————— 1 小把
　　　　　　　（約 100 克）

紅辣椒 ———————— 1 根
　　　　　　　（約 10 克）

調味料

素沙茶醬 ———————— 1 茶匙
芥末 ———————— 1/2 茶匙
香菇粉 ———————— 1/2 茶匙
香油 ———————— 1 大匙

作　法

1 先將熟的素燻肉切 0.2 公分厚片備用。

2 香菜洗淨，切長段；紅辣椒洗淨，去籽，切絲。

3 將燻肉、香菜段、辣椒絲放入容器中，加入素沙茶醬、芥末、香菇粉拌勻入味，再放入香油拌勻後盛盤，即可。

營養師的小叮嚀

● 沙茶醬是油脂含量極高的調味料，在調味與用量上須特別斟酌使用。尤其是體重偏高的孩子要特別注意。

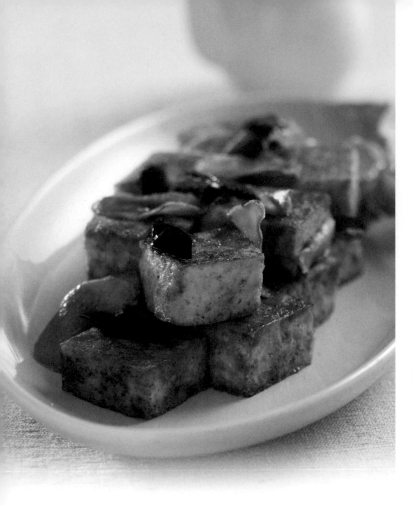

配菜
鐵板凍豆腐

| 提升蛋白質吸收率、增強活力 |

黃豆及蛋類	蔬菜類	油脂類
1 份	0.125 份	1.5 份

材　料

凍豆腐 ———————— 240 克
辣椒 ———————————— 2 根
九層塔 ————————— 10 克
薑片 ——————————— 10 克

調味料

芥花油 ————————— 2 大匙
素蠔油 ————————— 2 大匙
糖 ———————————— 1/3 茶匙

作　法

1 凍豆腐切塊；辣椒洗淨，切斜片。

2 取一個平底鍋，倒入芥花油 1 大匙燒熱，放入凍豆腐，煎至兩面呈金黃色，盛入盤中，擺上九層塔。

3 續入芥花油 1 大匙燒熱，加入辣椒、薑片爆香，倒入水 1/3 碗、素蠔油、糖，轉大火煮沸，煮至水分快收乾呈糊狀，淋在豆腐上即可。

營養師的小叮嚀

● 豆類與穀類的蛋白質一起攝取，可提高蛋白質利用率，幫助素食者有效吸收蛋白質。

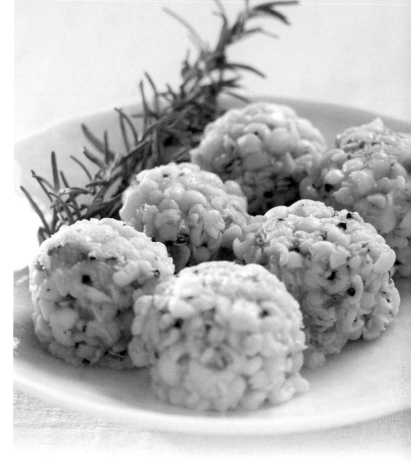

適合年齡
12-20

配菜
薏仁丸子

| 降低熱量攝取、加強代謝力 |

主食類	黃豆及蛋類	蔬菜類
1.25 份	0.6 份	0.1 份

材　料

熟薏仁	1 碗
嫩薑	2 片
荸薺	7 顆
豆腐	1 塊
香椿嫩芽	5 克
蛋白	1 顆

調味料

鹽、胡椒粉	適量

作　法

1. 所有食材洗淨；將嫩薑磨成細末；荸薺去皮，切末，擠乾水分備用。

2. 先將 1/2 碗的熟薏仁及嫩薑末、荸薺末放入容器中，放入豆腐混合均勻。

3. 再加入香椿嫩芽、鹽、胡椒粉調味，放入蛋白繼續攪拌均勻。

4. 用手將拌好的內餡，捏成丸子狀，將丸子沾滿其他的薏仁放置盤中。

5. 置入電鍋中蒸煮約 30 分鐘至熟即可。

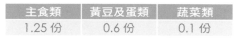

營養師的小叮嚀

● 黃豆蛋白是良好的高生物價蛋白質來源，生物利用率（生物體在食用食物後，在體內的營養素轉換利用率）不輸給肉類。建議素食者在青春期可多選用，此道食譜為一個低卡又方便美味的菜色。

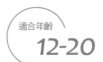
湯品
苦瓜枸杞素雞湯

| 清熱退火、預防青春痘生長 |

黃豆及蛋類	蔬菜類	油脂類
2.3 份	1.5 份	0.75 份

作 法

1 苦瓜洗淨，剖開去籽，切塊；枸杞洗淨；猴頭菇洗淨，切塊備用。

2 取一個炒菜鍋，倒入葵花油燒熱，放入薑片爆香，續入素雞略炒。

3 再加入苦瓜、猴頭菇、鹹鳳梨醬、素高湯煮沸，轉小火煮約 15 分鐘至苦瓜熟透，再放入枸杞煮約 1～2 分鐘，加入鹽與香油調味即可。

材 料

素雞	280 克
薑片	10 克
枸杞	2 茶匙
冷凍猴頭菇	10 顆
	（約 200 克）
鹹鳳梨醬	2 茶匙
苦瓜	1 條
	（約 520 克）
素高湯	1 杯
	（250c.c.）

調味料

葵花油	2 茶匙
鹽、香油	各 1 茶匙

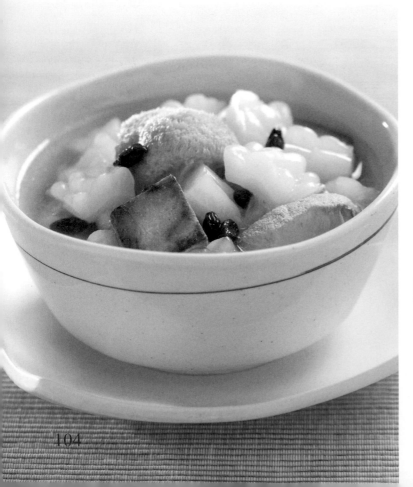

營養師的小叮嚀

● 苦瓜向來是青少年最不喜歡的食物，此道菜的烹調會呈現出苦瓜的甘甜味，而嚐不到苦澀味，在食材的選用上更具有退火功效，可減少青春期的痘痘煩惱。

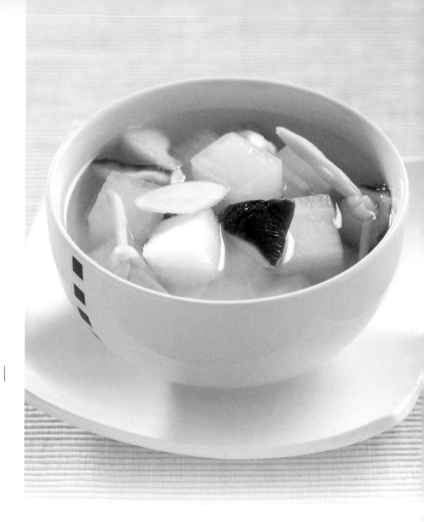

湯品
金針花菇湯

| 高纖、低卡，有效控制體重 |

蔬菜類	油脂類
1.13 份	0.5 份

材　料

金針花	50 克
花菇	200 克
冬瓜	200 克
素高湯	5 杯
薑片	1～2 片 （約 5 克）

調味料

鹽	1/2 茶匙
香油	2 茶匙

作　法

1. 金針花及花菇先分別用水泡軟，瀝乾水分；冬瓜洗淨去皮及籽，切塊。

2. 金針花、花菇、冬瓜、薑片放入鍋中，倒入素高湯。

3. 移入蒸鍋中，以大火蒸約 20 分鐘，取出，加入調味料拌勻，即可。

營養師的小叮嚀

● 這是道風味清新的湯品，相當適合搭配水餃食用，可避免酸辣濃湯的熱量。此道低卡湯不但增加蔬菜量，也能有效控制體重。

點心
草莓優酪沙拉

| 低油、高鈣、高纖的好味道 |

蔬菜類	水果類	奶類
1.725 份	0.5 份	0.125 份

作法

1. 紅黃甜椒洗淨，剖半去籽，切塊；美生菜及紫高麗菜分別洗淨，剝小片；西洋芹去除老筋，切塊，全部放入冰開水中冰鎮備用。

2. 胡蘿蔔洗淨去皮，切塊；番茄洗淨，切塊；碗豆芽洗淨；草莓去除蒂頭，洗淨。

3. 將原味無糖優酪、草莓放入果汁機中攪打均勻，即成醬汁。全部的蔬菜瀝乾水分放入盤中，淋上醬汁即可。

材料

紅黃甜椒	各 1 顆（約 240 克）
美生菜	100 克
紫高麗菜	50 克
西洋芹	100 克
胡蘿蔔	50 克
番茄	100 克
碗豆芽	50 克
草莓	340 克

調味料

原味無糖優酪	1/2 杯（約 125 毫升）

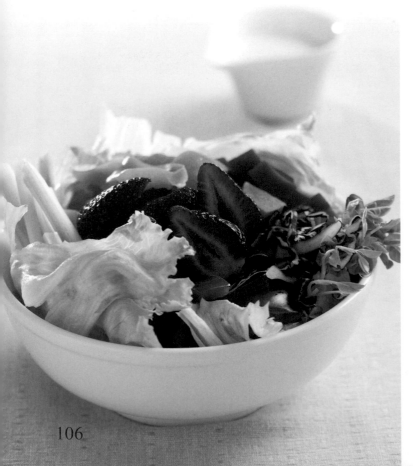

營養師的小叮嚀

● 此道食譜示範低油烹調的方法，並將奶類應用其中，方便時下青少年享用低油、高鈣、高纖的健康輕食。

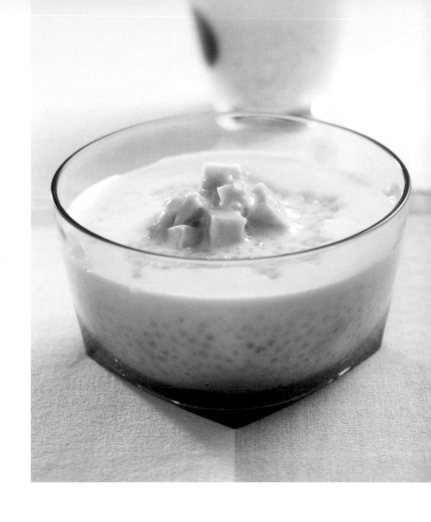

適合年齡
12-20

點心
芋香西谷米

| 補鈣、高纖、預防便祕 |

主食類	奶類
4 份	1 份

材 料

芋頭————————220 克
西谷米————————240 克
牛奶————————1000 毫升

調味料

砂糖————————8 茶匙

作 法

1 芋頭去皮,洗淨,切小丁,放入容器中,移入電鍋中蒸熟。

2 西谷米放入滾水中煮約 1～2 分鐘,熄火,浸泡至熟透,撈起後泡冷開水待涼備用。

3 取出蒸熟的芋頭,加入砂糖攪拌均勻,待涼。再倒入牛奶,加入煮熟的西谷米拌勻,即可。

營養師的小叮嚀

● 建議芋頭先煮熟再加糖,或者利用代糖,方便糖尿病病人食用。

● 芋頭、西谷米也屬主食類,對糖尿病患者來說,主食類食物一樣會影響血糖,因此,須特別注意份量的控制以穩定血糖。若食用此道甜品就必須注意當餐可攝取的主食類份量。

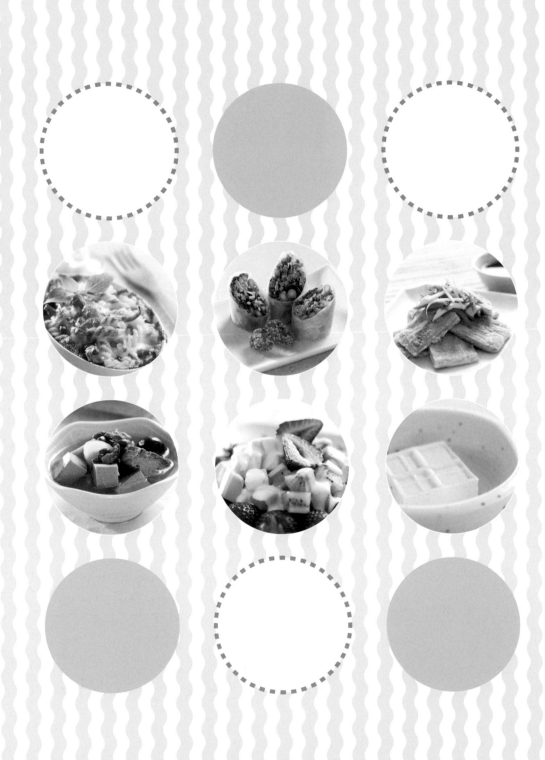

成年期

活力保健食譜

素食可區分為純素者（指完全不食用動物性食品，如肉、魚、奶、蛋類）、奶類素食者（指除了奶及奶類製品以外，不再食用任何其他動物性食品者）、奶蛋素食者（指除了奶、蛋及其製品以外，不再食用任何其他動物性食品者）。

相較於葷食，素食中含較少的總脂肪、飽和脂肪及膽固醇。許多研究顯示，素食者能降低肥胖及罹患心血管疾病、高血壓、糖尿病、癌症的風險。或許有些人會問，吃素真的營養嗎？其實，在考慮到適度的熱量攝取，及正確補充素食中容易缺乏的重要營養素前提下，正確地選擇素食，也能吃的均衡又營養。

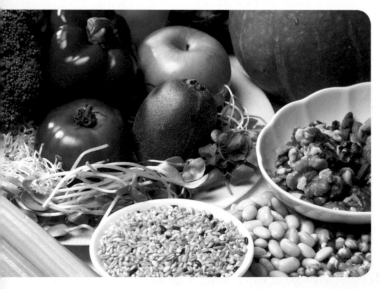

那麼，該如何選擇素食？其實，素食的選擇還是以均衡飲食為原則，奶類和蛋類不僅是優良的蛋白質來源，還可提供維生素B_{12}，其他蛋白質來源還包括全穀類、豆類、堅果等，可多樣化地搭配，才能攝取均衡。其中，大豆蛋白被認為如同動物性的蛋白質，被稱為優良蛋白質來源；蔬菜及水果類可提供人類所需的維生素及礦物質，柑橘類的水果多含豐富的維生素C，可以幫助鐵質吸收。

選用堅果類食品時，應注意攝取量，因此類食物屬油脂類的食品，過量攝取會造成熱量過高。

對於純素者，由於維生素B$_{12}$、維生素D主要存在於蛋類、奶類食物中，所以建議應適當補充維生素B$_{12}$、維生素D（**或多多日曬陽光**），同時應選食深綠色蔬菜，以提高鈣質攝取量。

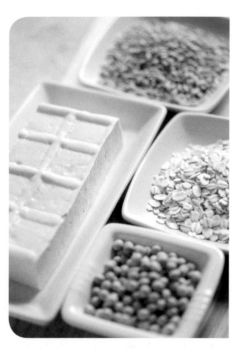

成年期各類素食者的注意事項

- 每日都應均衡攝取五穀根莖類、蔬菜類、水果類、乳品類、豆蛋類。

- 減少攝取脂肪及高熱量食物：甜食及脂肪含量高的食物，因為營養素含量低且熱量高，應減少攝取。盡量選擇低脂或脫脂的奶類或乳製品，以減少脂肪的攝取。

- 盡量選擇全穀類或未精緻加工的產品：純素者可選擇經強化或富化鈣質的產品，如加鈣米、加鈣餅乾等，可增加鈣質的攝取。

- 避免攝取過量蛋類：蛋類的膽固醇含量較高（**每個蛋黃約含213毫克膽固醇**），建議一週少於三次攝取。

外食的成人需注意事項

- **聰明降低早餐熱量**：以脫脂鮮奶取代全脂鮮奶及奶茶（**此方法約可降低80大卡的熱量**）；選擇不加美奶滋，可減少脂肪的攝取（**此方法約可降低45大卡的熱量**）；以全麥吐司取代白吐司，可增加纖維攝取。

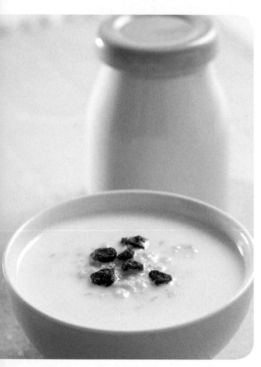
▲ 外食的素食族早餐熱量攝取普遍過高，應多以脫脂鮮奶取代奶茶，及選擇全麥吐司，增加纖維攝取。

- **速食店外食注意熱量的攝取**：可樂、奶昔、蘋果派、霜淇淋、聖代等為高熱量、高糖食物，如選用熱咖啡時，以1包代糖取代1包砂糖（1杯約可減少32大卡）。

- **減少日常糖類攝取**：降低飲料攝取的頻率，如減少550毫升的奶茶可減少315大卡（等同於1碗多的白飯），可以茶類取代果汁、汽水、可樂；選擇以清蒸、水煮、燻、烤取代高糖之烹調方式，如蜜汁、糖醋、茄汁、醋溜等；以新鮮水果取代點心，如豆沙包、芋頭酥、布丁、芋泥、蛋糕、果凍、甜湯等。

- **減少脂肪高的豆類**：如自助餐店中的麵筋、炸豆皮及油炸豆製品，如油豆腐、炸豆包等。

- **宴席中減少油脂含量高及高熱量食物**：避免含太白粉及油脂的勾芡食物，以滷味、清蒸方式取代，約可降低180大卡的熱量；不要過量食用屬於油脂類的核桃、腰果、瓜子；另外，一碗的濃湯及羹湯約含1大匙麵粉及2茶匙油，故不宜過量，可選擇清湯並去油；減少油炸食品、油酥類的點心；各式沙拉生菜皆可食用，以和風醬取代千島醬、沙拉醬。

- **改變進餐方式**：多選用蔬菜，並先吃蔬菜再吃飯，每餐增加1/2碗至1碗蔬菜，注意先將湯汁滴乾，避免以菜湯配飯，可降低熱量、減少油脂攝取，又能增加飽足感。

- **聰明選擇健康菜單**：減少拌炒類，如炒麵，可改點陽春麵；減少油炸物，如炸茄子、炸玉米筍、炸芋頭、炸地瓜等；減少醃類攝取，如素排；壽司取代主食，飯七分滿約等於6片壽司；火鍋盡量選擇新鮮食材，減少含鈉量高的加工品；以醋、薑、香油取代沙茶醬、花生醬、芝麻醬，可減低油脂攝取。

最後提醒大家，把握高纖、少油、少鹽、少糖的飲食原則，就能輕鬆健康地攝取素食。

本節主筆　侯沂錚營養師

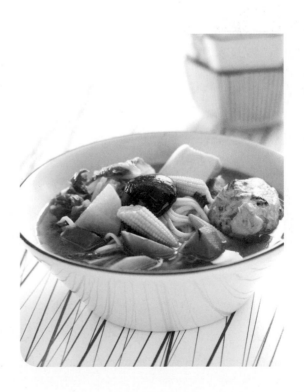

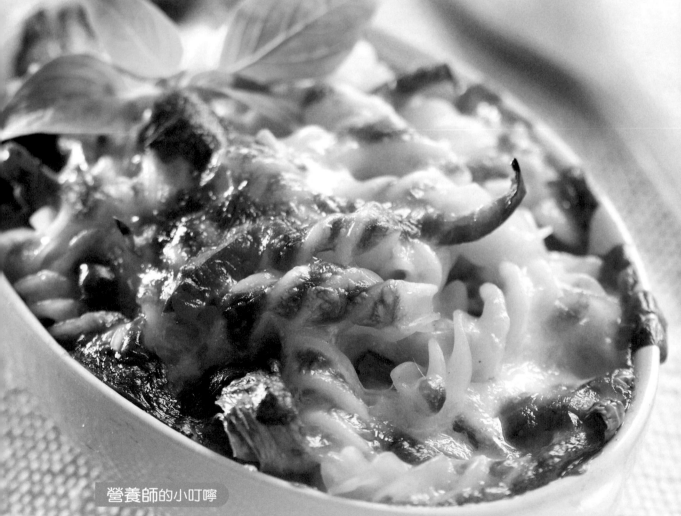

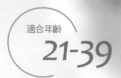
主食

羅勒焗烤螺旋麵

│ 補充纖維、抑制膽固醇吸收 │

主食類	黃豆及蛋類	蔬菜類	奶類	油脂類
4 份	1 份	0.75 份	0.5 份	4 份

營養師的小叮嚀

● 長期外食的上班族容易有膽固醇攝取過量的情形，因纖維質中含有麥角固醇，能抑制膽固醇的吸收，故建議可增加蔬菜量，如花椰菜、胡蘿蔔、四季豆等來增加纖維質的攝取量。

● 對於時間寶貴的上班族而言，此道菜餚僅需稍加改變主食，如選擇貝殼麵、蝴蝶麵、車輪麵、通心麵等即可豐富主食變化性，簡單又方便，但須注意本道菜脂質偏高。

材　料

螺旋麵	450 克
鴻喜菇	100 克
青椒、紅甜椒	各 1 個
生豆包	4 片
羅勒	適量
起司絲	200 克

調味料

橄欖油	4 大匙
鹽	少許
黑胡椒粒	少許

作　法

1 鴻喜菇洗淨切片；青椒、紅甜椒洗淨，剖半去籽，切條狀；生豆包切條狀。

2 螺旋麵放入加有少許鹽及油的滾水鍋煮熟，撈起；再放入冷開水浸泡至涼，撈起，瀝乾水分備用。

3 炒鍋加入橄欖油燒熱，放入羅勒炒香，加入作法 1 的食材拌炒至熟。

4 加入螺旋麵拌炒，放入鹽及黑胡椒粒調味，盛入淺底瓷盤並撒上起司絲。

5 烤箱 180℃預熱，將瓷盤放入烤箱中，烤約 6 ～ 10 分鐘至表面呈金黃即可。

活力保健加一道

主食
奶油蘑菇麵

主食類	黃豆及蛋類	蔬菜類	奶類	油脂類
0.3 份	0.5 份	1.83 份	0.3 份	2.5 份

材　料

素培根	100 克
胡蘿蔔	160 克
香菇	2 朵（約 50 克）
蘑菇	60 克
綠花椰菜	4 朵（約 460 克）
義大利麵	80 克

調味料

橄欖油	2 大匙
鮮奶	200c.c.
鹽、太白粉	各 1 小匙
起司粉	各 1 小匙

作　法

1 所有食材洗淨；素培根、胡蘿蔔、香菇切絲；蘑菇切片備用。

2 起一鍋滾水，加鹽、橄欖油少許，再放入義大利麵煮熟後撈起備用；綠花椰菜燙過備用。

3 油鍋內放入胡蘿蔔、香菇爆香，再加素培根、蘑菇炒香，後倒入鮮奶，加入太白粉勾薄芡，即成蘑菇醬。

4 義大利麵、綠花椰菜排盤後，淋上蘑菇醬、撒上起司粉即可。

營養師的小叮嚀

● 癌症是快速蔓延的文明病，在發生率高居不下的現今，可由飲食中補充如屬十字花科蔬菜的綠花椰菜，因具含硫有機化合物，可在體內轉變成許多酵素，有防癌的效果，是一個建議的防癌食材。

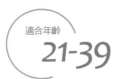

適合年齡
21-39

主菜
什錦生鮮蔬菜捲

│ 補充維生素、清爽不油膩 │

主食類	黃豆及蛋類	蔬菜類	奶類	油脂類
2 份	1 份	1 份	1.5 份	0.5 份

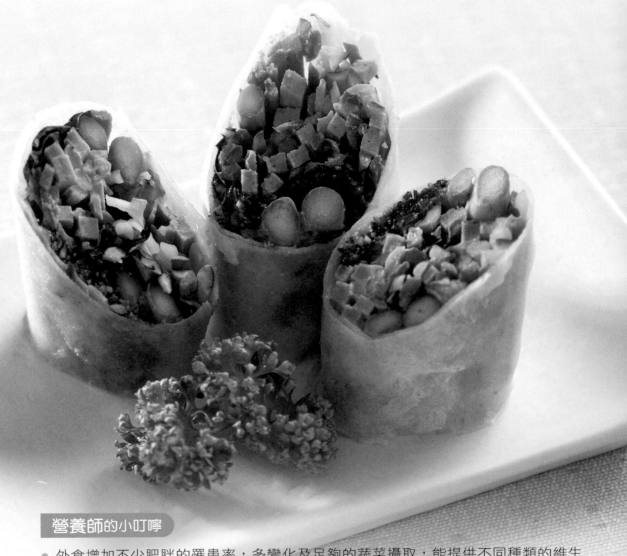

營養師的小叮嚀

● 外食增加不少肥胖的罹患率，多變化及足夠的蔬菜攝取，能提供不同種類的維生素，此道食譜可增加蔬菜的食用量，除了飽足感之外，熱量也很低。對於高油、高鹽的外食族而言，是一個清爽不油膩的選擇。

材　料

小黃瓜絲	80 克
胡蘿蔔絲	40 克
紅豆枝	20 克
美生菜絲	120 克
紫生菜絲	40 克
綠蘆筍、素火腿	各 120 克
潤餅皮	12 張

調味料

花生粉	16 克（1 平匙）
沙拉醬	適量

作　法

1　綠蘆筍洗淨，切段，汆燙至熟，撈起，浸泡冰開水至涼，瀝乾水分。

2　取 1 張潤餅皮鋪平，依序放入適量的小黃瓜絲、胡蘿蔔絲、紅豆枝、美生菜絲、紫生菜絲、綠蘆筍及素火腿。

3　再撒入適量的花生粉，擠上少許的沙拉醬，捲成潤餅狀，依序全部完成，全部對切成 2 段即可。

活力保健加一道

主菜
燴鮮菇

主食類	黃豆及蛋類	油脂類
0.3 份	0.5 份	0.38 份

材　料

鮮香菇	5 朵
洋菇、鴻喜菇	各 100 克
金針菇	100 克
碗豆仁	30 克
薑絲	10 克

調味料

橄欖油	1.5 大匙
素蠔油	2 湯匙
黑胡椒粉	少許
鹽、香菇精	各 1 小匙
太白粉	1.5 大匙

作　法

1　所有食材洗淨；將香菇、洋菇對切；鴻喜菇與金針菇切小段。

2　起油鍋，放入薑絲爆香，再放入香菇、洋菇、鴻喜菇、金針菇及碗豆仁拌炒。

3　再淋上素蠔油、黑胡椒粉、鹽、香菇精，加入太白粉勾薄芡即可。

營養師的小叮嚀

● 忙碌的上班族，容易飲食攝取不均衡，導致免疫力下降，尤其是蔬菜，更是容易被忽略的一項。菇類屬於蔬菜類，其中植物性固醇能取代膽固醇、多醣體，有增加免疫力的功能；此外，其特殊香味，以鹽稍加調味就能很鮮美。

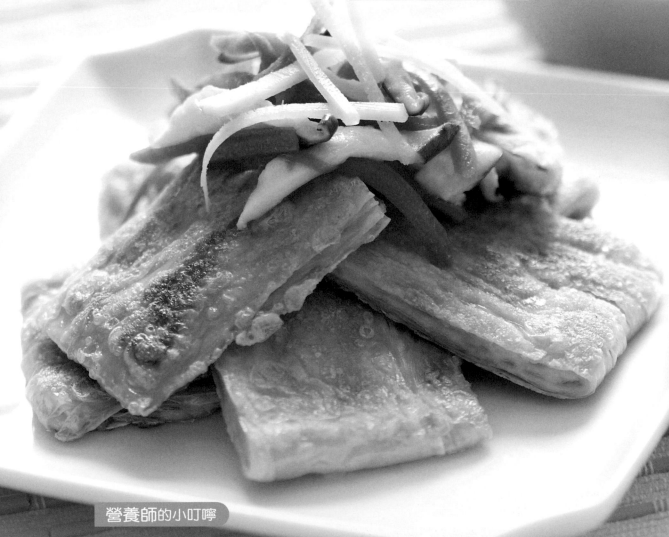

配菜

香醬豆包

| 提升蛋白質吸收、維持好體力 |

黃豆及蛋類	蔬菜類	油脂類
1 份	0.2 份	1 份

營養師的小叮嚀

　　以大豆為原料加工製成的各類高營養價值的食品，包括豆腐、豆乾、豆包、百頁、干絲等，含有豐富蛋白質，營養價值並不輸肉類。豆包營養價值等同於豆腐，且購買十分方便，經由紅燒、滷、香煎等不同烹調方式增加變化性，對於上班族而言可以節省不少烹調時間。

材 料

豆包	4 片
胡蘿蔔	40 克
鮮香菇	50 克
薑	2 小塊

調味料

植物油	4 茶匙
醬油	1 大匙
鹽	2 茶匙
糖	1 茶匙
香油	1 茶匙

作 法

1 豆包用水沖淨；胡蘿蔔洗淨去皮，切絲；鮮香菇洗淨，切絲；薑塊洗淨，切絲。

2 將豆包每片切成 4 小片，起油鍋，加入豆包煎一下後盛起。

3 另起油鍋，加入薑絲爆香，放入豆包、胡蘿蔔絲、鮮香菇拌炒後盛起。

4 最後將醬油、糖、鹽、香油拌勻後，食用時做為沾醬即可。

活力保健加一道

配菜

橙汁蓮藕片

主食類	黃豆及蛋類	水果類
0.5 份	0.25 份	1.25 份

材 料

蓮藕	2 節
	（約 200 克）
柳橙	5 顆
素梅肉	35 克

作 法

1 將 5 顆柳橙打成橙汁備用。

2 蓮藕洗淨，切成薄片後，迅速泡入醋水中，使其不變色，再以滾水汆燙後撈起。

3 將燙好的蓮藕片，拌入橙汁與素梅肉，放入冰箱，冷藏 1 小時即可。

營養師的小叮嚀

● 長期熬夜加班的上班族體力消耗大，本道菜以五穀根莖類的蓮藕當主角，當碳水化合物為主食時，具有節省蛋白質的效用，使蛋白質可作為調節生理機能之用，以抵抗疾病為前提下，蛋白質可維持健康的上皮組織、白血球的吞噬作用、抗體形成等，對維持體力也有很好的幫助。

湯品

枸杞燉素雞

| 入口柔軟、清爽，輕鬆補充蛋白質 |

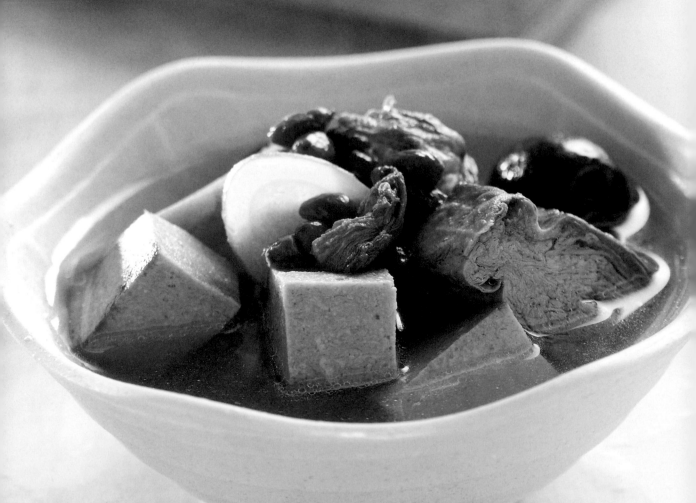

黃豆及蛋類	水果類	油脂類
1.25 份	0.5 份	0.5 份

材 料

素雞 —————— 150 克

素火腿 ————— 100 克

紅棗 —————— 20 克

枸杞 ————— 1.5 湯匙

當歸 —————— 4 片

薑 ——————— 4 片

調味料

素高湯 ———— 1500c.c.

香油 ————— 2 茶匙

作 法

1 將所有食材洗淨;素雞、素火腿切塊;紅棗去芯後備用。

2 將所有食材與調味料一起放入燉鍋,以大火燉煮 25 ～ 30 分鐘即可。

營養師的小叮嚀

- 冬天是非常重要的進補季節,藉由紅棗、枸杞等中藥食材並搭配富含蛋白質的食物,再經由燉煮的方式來呈現這道食譜,非常適合忙碌成年人的冬天食補,且富含蛋白質的食材、柔軟的質地、清爽的口味等,均適合經常外食的成年人選擇。
- 燉煮後,若能再搭配 1/2 碟以上的蔬菜,提升纖維攝取量,相信更適合外食蔬菜量攝取偏低的成年人。

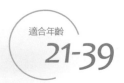
點心
活力再現水果優格

| 補鈣及促進膠原蛋白的合成 |

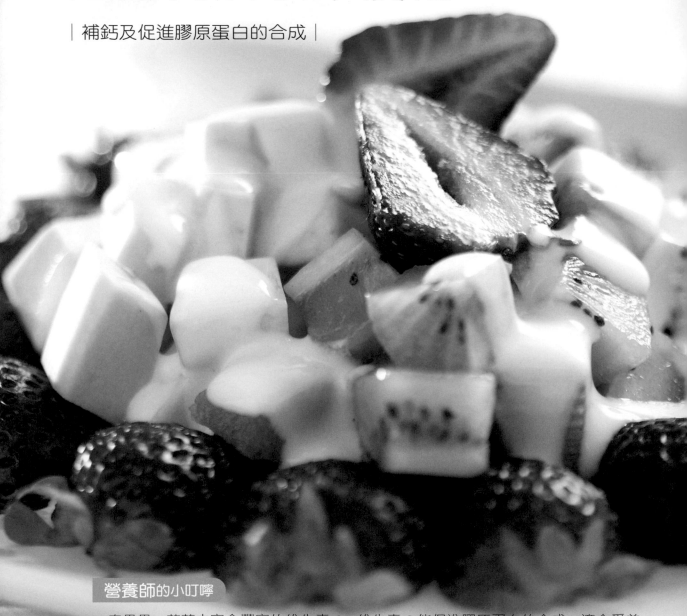

營養師的小叮嚀

奇異果、草莓中富含豐富的維生素C，維生素C能促進膠原蛋白的合成，適合愛美的女性食用。此外，對於上班族普遍有鈣質攝取不足的情形，以水果的甜味補足無糖優格中所缺少的糖分，並同時能增加鈣質的攝取。

材料

奇異果	2 顆
酪梨	1 個
草莓	16 顆

調味料

無糖優格	200 克

主食類	黃豆及蛋類	水果類	奶類
2.5 份	2 份	1.2 份	0.5 份

作法

1. 所有食材洗淨；奇異果去皮，切塊；酪梨去皮，切塊；草莓對半切備用。

2. 將所有水果擺盤，淋上優格醬即可。

活力保健加一道

點心

退火冬瓜露

蔬菜類	黃豆及蛋類	油脂類
1.6 份	0.25 份	0.08 份

材料

冬瓜	600 克
素火腿	50 克
紅甜椒	1/4 個（約 25 克）
薑泥	5 克
香菜	10 克

調味料

鹽	1 小匙
胡椒粉	1 小匙
香油	1 小匙

作法

1. 所有食材洗淨；冬瓜去皮，切塊；素火腿切末；紅甜椒去籽，切末備用。

2. 鍋中倒入水 2000c.c.，加入冬瓜，煮到熟透後加鹽調味，撈起。

3. 冬瓜用調理機打成泥，倒入鍋中，加素火腿末、薑泥，煮滾後撒上紅甜椒末、香菜與香油即可。

營養師的小叮嚀

● 上班族長期久坐，能運動的時間少，容易有便祕的情形，冬瓜屬蔬菜類，熱量低又含豐富的膳食纖維，能促進腸道蠕動，具有預防便祕的優點。此外，膳食纖維具有延緩胃排空時間，增加飽足感的效果，對於注重身材的人是不錯的選擇。

● 深綠色果皮富含維生素 C，建議在削皮時能盡量不要削太厚，保留些綠色果皮，或者亦可用涼拌方式，可攝取到較多的維生素 C。

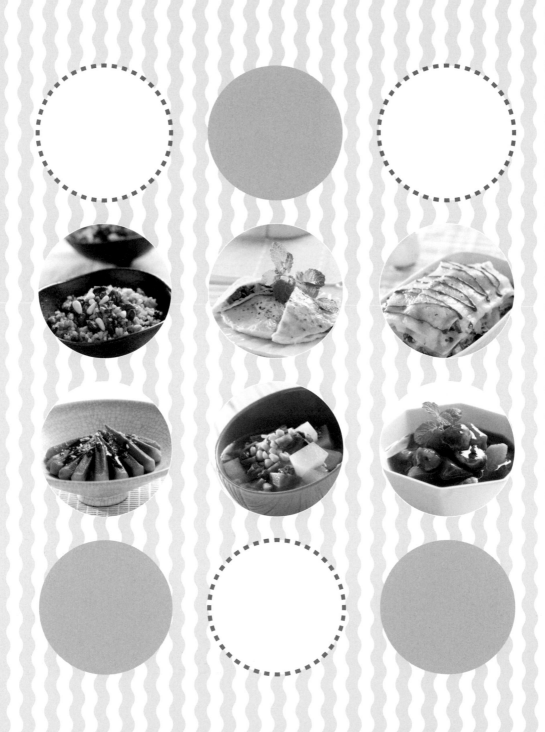

更年期

調理改善食譜

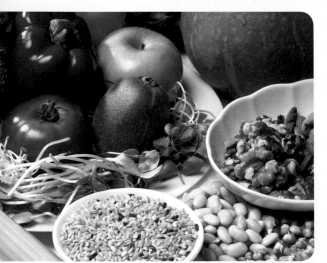

隨著年齡的增長，男、女性的性腺功能衰退，荷爾蒙逐漸停止製造，導致女性月經逐漸不規則，男性製造精子的能力下降，最後停止。

簡單地說，更年期就是男女性生殖機能逐漸降低，至完全喪失的過渡時期。

平均而言，一般婦女大約45～55歲開始步入更年期，而男性並沒有那麼明顯的年齡界線，症狀也不明顯，因此常常被忽略。以更年期的婦女而言，因為內分泌失調，以及女性荷爾蒙減少，會導致心理及生理上的許多不適，例如煩躁易怒、倦怠、焦慮不安、失眠等精神方面的症狀，也可能有熱潮紅、盜汗、頭痛、腰痠背痛、皮膚搔癢、陰道乾燥、頻尿等生理反應。此外，在各生理機能逐漸老化的過程，許多慢性病如心血管疾病、癌症及骨質疏鬆等也會悄悄來臨。

其實，東方婦女的更年期症狀比西方人要輕微，是因為豆類（**尤其是黃豆及其製品**）攝取較多，而以黃豆蛋白代替動物蛋白，更有助於心血管疾病的預防。素食飲食，在細心規劃下，不但可以提供人體最適量的營養素，更包含許多肉類沒有的機能性營養素。

近年來，研究發現自由基與老化、心血管疾病及癌症有密切的關係，不難發現，大部分抗氧化物質均來自植物性食物，如下頁所示：

抗氧化的營養素及食材

抗氧化及功能性物質	主要食物來源
維生素 E	杏仁、花生、葵瓜子、酪梨、芥花油、核桃、深綠色蔬菜。
維生素 C	奇異果、芭樂、草莓、番茄、木瓜、香吉士等。
類胡蘿蔔素	● α- 胡蘿蔔素的食物來源：胡蘿蔔、南瓜、番茄、青豆仁等。 ● β- 胡蘿蔔素的食物來源：胡蘿蔔、南瓜、地瓜、菠菜等。 ● 茄紅素的食物來源：番茄及其製品等。 ● 葉黃素的食物來源：菠菜、南瓜、木瓜等。
多酚類	● 黃酮醇（Flavonols）的食物來源：洋蔥、可可、花椰菜、藍莓、菠菜、芹菜等。 ● 黃酮（Flavones）的食物來源：芹菜、菠菜、甜椒等。 ● 黃烷酮（Flavanone）的食物來源：檸檬、柳橙、葡萄柚等。 ● 異黃酮的食物來源：黃豆及其製品等。 ● 烷 -3- 醇（Flavan-3-ols）的食物來源：綠茶、巧克力等。 ● 花青素的食物來源：藍莓、黑莓、小紅莓、櫻桃等。 ● 白藜蘆醇（Resveratrol）的食物來源：葡萄皮、花生、開心果。
吲哚	花椰菜、高麗菜、空心菜、大白菜、芥菜、芥藍菜、白蘿蔔、甜菜根等。

更年期素食者的飲食規劃

·固定補充維生素B_{12}

　　植物性食物本身並不具可靠來源的維生素B_{12}，奶蛋素者可由奶蛋攝取到部分維生素B_{12}，然而更年期，可能因為胃酸分泌降低，而無法吸收奶蛋，甚至其他動物性來源食物的維生素B_{12}，因此建議更年期要固定補充維生素B_{12}。富含的食物如蛋黃、乳製品、添加維生素B_{12}的養生麥粉、穀類早餐食品、健素糖等。

·補充維生素D及鈣質照顧骨質健康

　　植物性食物中唯獨菇類含維生素D_2（香菇較洋菇高，而實際成分易受成長環境等因素影響）。但人體在照射陽光後自行合成的維生素D_3，效果比維生素D_2更具生理功能。素食者最好每週2～3次，每次曬太陽約5～15分鐘（不擦防曬油），以利身體自行合成維生素D_3。隨著年齡增長，尤其更年期過後，骨骼中的造骨細胞活性愈來愈弱，破骨細胞活性愈來愈強，使骨質含量不易維持，適量地補充維生素D，可促進鈣質的利用，並增加腸道對鈣質的吸收，維持血鈣濃度，進而減緩骨質流失的速度。富含維生素D的食物，如維生素D強化豆漿、穀片、奶粉及蛋黃等。

·要確保足夠鈣質來源

　　許多更年期婦女都會面臨骨質疏鬆的威脅，仍應確保有足夠的

鈣質來源。含鈣豐富的食物，如乳製品、乾昆布、小方豆乾、黑芝麻、傳統豆腐、加鈣米、無花果、野苦瓜、添加鈣的早餐麥片等。鼓勵更年期婦女多做重量相關的運動，如走路、爬山、跳舞、舉重等，減少骨質流失。

‧攝取Omega-3脂肪酸

　　富含Omega-3脂肪酸的食物，如核桃、亞麻仁籽、芥花油等。飲食中Omega-3脂肪酸主要分成三種：α次亞麻油酸（ALA）、二十碳五烯酸（EPA）及二十二碳元烯酸（DHA）。其中，EPA及DHA均來自於魚油，人體可將ALA轉換成EPA及DHA。近年來研究發現，Omega-3脂肪酸可能與骨質疏鬆及憂鬱症等心理問題有關。素食者應注意飲食中Omega-6：Omega-3脂肪酸的比例，最好維持在2：1～4：1，因過高的Omega-6會促進各種影響慢性病的發炎因子，也會降低ALA轉換成EPA及DHA的效率，使體內EPA及DHA生成的量變少。Omega-3與Omega-6脂肪酸屬多元不飽和脂肪酸，在體內無法自行合成，必須取自於食物，因此稱為必需脂肪酸，適量攝取，對健康平衡與預防心血管疾病是很重要的關鍵。

‧多食用活血補氣的食材

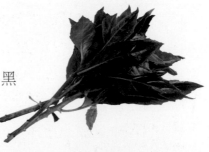

　　如紅鳳菜、紅豆、人蔘、黃耆、當歸、黑糖、枸杞、紫菜、堅果類、梅乾菜等增加鐵質的攝取，有助改善貧血及疲勞症狀。

本節主筆　邱雪婷、張亞琳營養師

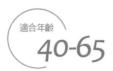

主食
核桃五穀米飯

| 促進腸道健康、維持大腦正常功能 |

主食類	油脂類
3.5 份	1 份

作 法

1 先把核桃剝碎；將糙米、小米、燕麥、紫米、蕎麥洗淨，並以清水浸泡 1 小時備用。

2 將全部材料加入等量的水，移入電鍋中，外鍋加入水 1 杯，煮至開關跳起，取出，灑上松子即可。

材 料

核桃	8 ～ 10 個
糙米	120 克
小米	60 克
紫米	20 克
燕麥、蕎麥	各 40 克
松子	少許

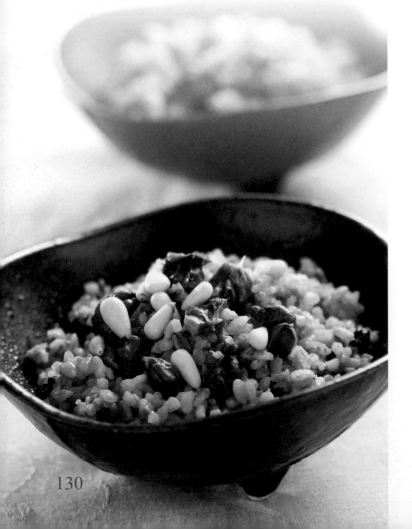

營養師的小叮嚀

● 核桃、亞麻仁籽、甘納豆中可攝取到 Omega-3 脂肪酸，進一步在人體中轉換成 DHA。從小腦部發育所需的 DHA，就是 Omega-3 脂肪酸的一種。而 Omega-3 脂肪酸是大腦正常功能與發育必需的要素，並對於心臟血管疾病死亡率的降低、感染性與自體免疫疾病、皮膚病、癌症和生長發育等方面，都呈現有益的影響。

● 五穀雜糧中富含纖維質，可預防便祕，維持腸道健康。以核桃五穀飯代替白飯，是預防許多慢性病的良方。

主食

高鈣養生飯糰

| 補充鈣質攝取、舒緩憂鬱情緒 |

主食類	黃豆及蛋類	蔬菜類	水果類	油脂類
3 份	0.25 份	0.5 份	1.7 份	2.2 份

材　料

黃豆	20 克
胚芽米	240 克
乾無花果	8 個
蘿蔔乾末	1/2 杯
素火腿	50 克
小黃瓜	100 克
蘆筍	4 條
腰果	20 顆
亞麻仁籽粉	4 大匙
黑芝麻粉	4 大匙
芥花油、薑末	各 1 大匙

作　法

1. 黃豆洗淨，浸泡冷水約 8 ～ 10 小時，瀝乾水分，加入胚芽米及適量的水，移入電鍋中煮熟。

2. 乾無花果去蒂，切小塊；蘿蔔乾末洗淨，瀝乾；素火腿切絲；小黃瓜、蘆筍洗淨，切段。

3. 起油鍋，放入薑末爆香，加入無花果、蘿蔔乾末、素火腿、小黃瓜、蘆筍及腰果炒熟。

4. 取出適量黃豆飯，平鋪於保鮮膜上面，加入適量的**作法 3**，撒入亞麻仁籽粉和黑芝麻粉各 1 大匙，捏成飯糰狀即可。

營養師的小叮嚀

● 亞麻仁籽是少數的 Omega-3 脂肪酸極高的材料，能幫助調整 Omega-6：Omega-3 比例過高不平衡的缺失。

● 亞麻仁籽磨成粉後即容易氧化，未用完的亞麻仁籽或亞麻仁粉應密封冷藏或冷凍。

● 餡料可依當季食材變化，當成早餐食用，可使用晚餐的剩菜如豆乾、雪裡紅或加入花生粉，增添風味。無花果乾可以葡萄乾或藍莓乾替代。多餘的材料，亦可用海苔包捲，做成手卷或壽司。

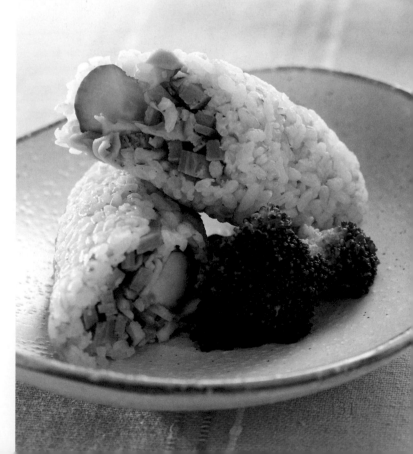

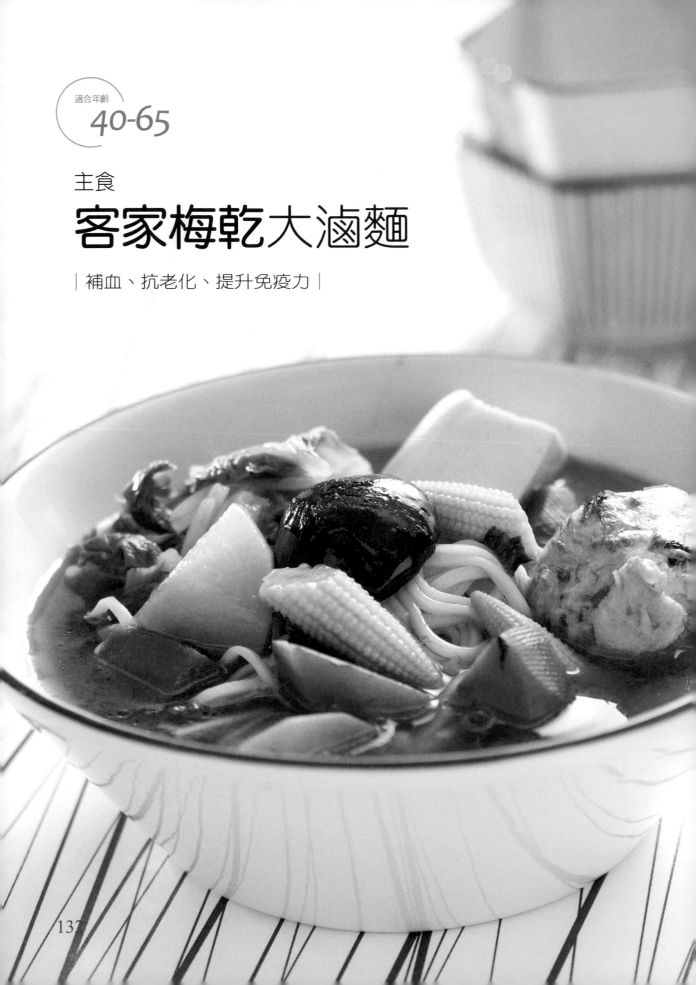

適合年齡
40-65

主食
客家梅乾大滷麵

│ 補血、抗老化、提升免疫力 │

主食類	黃豆及蛋類	蔬菜類	油脂類
2.5 份	1 份	2 份	2 份

材　料

胡蘿蔔 ——————— 1 條
白蘿蔔 ——————— 1 條
中型香菇 —————— 8 朵
梅乾菜 ——————— 1 小捆
　　　　　　　　（50 克）
香菇丸 ——————— 4 個
玉米筍 ——————— 8 枝
傳統豆腐 —————— 2 份
　　（約 1 盒嫩豆腐的量）
小白菜 ——————— 100 克
綠蔬菜麵 —————— 300 克

調味料

醬油膏 ——————— 1 大匙

作　法

1. 胡蘿蔔、白蘿蔔洗淨去皮，切滾刀塊；中型香菇泡水至軟；梅乾菜洗淨，切絲；玉米筍洗淨，切段；豆腐沖淨，切成 8 塊；小白菜洗淨，切小段。

2. 綠蔬菜麵放入滾水中煮熟，撈起，瀝乾水分，裝入容器中備用。

3. 起油鍋，放入豆腐煎至兩面呈金黃色，放入香菇、梅乾菜爆香。

4. 加入醬油膏，倒入水 1500c.c. 煮沸，放入胡蘿蔔、白蘿蔔悶煮約 15 分鐘，續入香菇丸、小白菜、玉米筍煮熟，放入煮熟的綠蔬菜麵，盛入湯碗中即可。

營養師的小叮嚀

- 梅乾菜含豐富的鈣質、鐵質及纖維，有補血、促進腸道蠕動、幫助排便等功效。

- 雖然 50 克梅乾菜分成 4 人食用，但每個人也能吃到約 33 毫克鈣質、2 毫克鐵質。須特別注意的是，梅乾菜含鈉量高，所以烹調時不需要再加入鹽調味。

- 胡蘿蔔是蔬菜類中維生素 A 含量第一名，是很棒的抗氧化食物，非常適合更年期的男女性選用，不但顧眼睛，還有抗癌及抗老化的功能！

- 香菇有種特殊的香氣，一直以來都是很受歡迎的食材，近幾年來更有國內外研究，發現香菇含有高量的香菇多醣、核酸、嘌呤及纖維等成分，具有抗腫瘤、加強免疫及降膽固醇等的功效，真是好吃又好用。使用乾香菇，可先以清水洗淨沙土，然後浸泡於水中，此香菇水不要丟棄，可留著煮湯，更具風味。

133

主食
田園茴香披薩

| 增加纖維質攝取、預防癌症 |

主食類	蔬菜類	奶類
4 份	1.5 份	2 份

材　料

披薩皮 9 吋	2 個
綠花椰菜	200 克
牛番茄	2 顆
鮮香菇	8 朵
九層塔	80 克
起司絲	240 克
茴香子	2 茶匙

調味料

番茄披薩醬	2/3 杯

作　法

1. 綠花椰菜洗淨，切小朵；牛番茄、鮮香菇分別洗淨，切片；九層塔洗淨，切絲。

2. 烤箱上下火設定為 180℃預熱。披薩皮抹上番茄醬，撒上茴香子，鋪上九層塔、綠花椰菜、牛番茄、鮮香菇及起司絲，移入烤箱，烤約 20 分鐘至熟，取出即可。

營養師的小叮嚀

● 綠花椰菜含吲哚，還沒烹煮前若先剁碎，可轉換成活性吲哚，而且根據研究顯示，綠花椰菜可預防癌症，經過煮熟後，轉換的酵素則喪失其功效，因此烹煮前先剁碎，有利增加抗癌物質。

● 番茄或番茄製品調味料，如番茄醬，經煮熟後，可濃縮其茄紅素（lycopene）並增加吸收率。茄紅素為類胡蘿蔔素的一種，具抗氧化功能，可降低罹患攝護腺癌的機率。

● 對於許多希望吃素但又覺得素食較難變化者，可以多以異國餐點代替中式餐點，讓素食更增添風味。此道食譜適合午餐或晚餐，或有特別活動時的餐點。

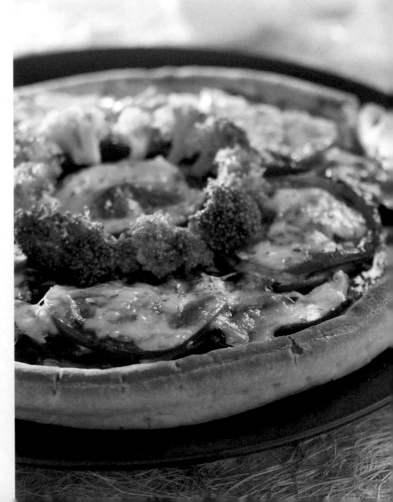

主食
香草焗千層麵（8 人份）

| 增加鈣質攝取、預防骨質疏鬆症 |

主食類	黃豆及蛋類	蔬菜類	奶類	油脂類
1.2 份	1 份	0.8 份	1.5 份	0.4 份

材 料
千層麵皮 ———————— 8 片
起司絲 ————————— 1 杯
巴西里末、鹽 ————— 少許
橄欖油 ————————— 少許

餡料 A
豆腐 ———————— 400 克
油菜葉 ——————— 200 克
核桃 ———————— 16 顆
起司絲 ——————— 1/2 杯

餡料 B
牛番茄 ——————— 2 個
鮮香菇、九層塔葉 —100 克
起司絲 ——————— 1/2 杯

調味料
市售或自製番茄醬 —— 2 杯

作 法

1. 豆腐捏碎；油菜葉洗淨，切段；核桃剝碎，全部放入容器中，加入起司絲 1/2 杯攪拌均勻，即成餡料 A。牛番茄、鮮香菇、九層塔葉分別洗淨，切小塊，放入容器中，加入起司絲 1/2 杯攪拌均勻，即成餡料 B。

2. 千層麵皮放入加有少許鹽、橄欖油的滾水中煮熟，撈起，用冷水沖涼備用；烤箱上下火轉至 220℃預熱。

3. 取一個玻璃烤盤，表面塗抹上橄欖油，鋪上千層麵皮 1 片、適量的番茄醬，再放上千層麵皮 1 片、餡料 A，再放上千層麵皮 1 片、番茄醬、餡料 B。

4. 最後鋪上第四層千層麵皮 1 片，上面撒上起司絲及巴西里末，依序完成 2 個成品之後，移入烤箱烤約 20 ～ 30 分鐘，取出即可。

營養師的小叮嚀

● 此食譜可補充約 515 毫克的鈣質，約 1 天需求量的一半，有助預防骨質疏鬆。千層麵因作法比較費功夫，一次通常會做 12 人份。如家中人口不多，建議多做的部分可放冷凍。由於材料準備及烘烤過程需要較長的時間，對於忙碌的上班族，可於假日期間烤好 2 ～ 3 盤，冷凍儲存，食用前可以烤箱或微波加熱即可。油菜也可用其他綠色蔬菜，如菠菜等代替。

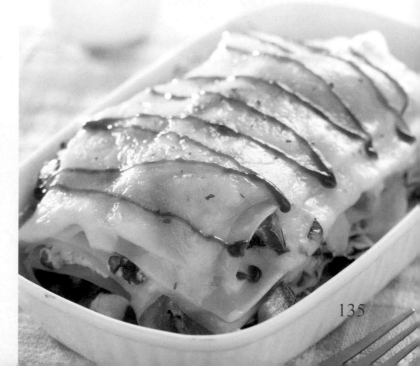

主菜
起司夾心蛋捲（1人份）

| 補充維生素、預防老化及抗癌 |

黃豆及蛋類	蔬菜類	奶類	油脂類
2.5 份	0.5 份	0.5 份	2 份

香菇 ——————— 2 朵
蘆筍 ——————— 1 根
DHA 智慧蛋 ——— 2 個
素火腿絲 ————— 25 克
起司 ——————— 1 片
ADE 葵花油 ——— 2 茶匙

作　法

1 香菇洗淨，切絲；蘆筍洗淨，切小段；蛋打散拌勻備用。

2 取一個不沾鍋，不加油，放入香菇、蘆筍、素火腿絲拌炒，撈起，裝入盤中。

3 再倒入葵花油，表面用刷子塗抹均勻，加入蛋液攤成圓形，約半分鐘後，加入起司片、香菇絲、蘆筍段、素火腿絲。

4 將蛋皮包成半圓形狀，即可盛盤。

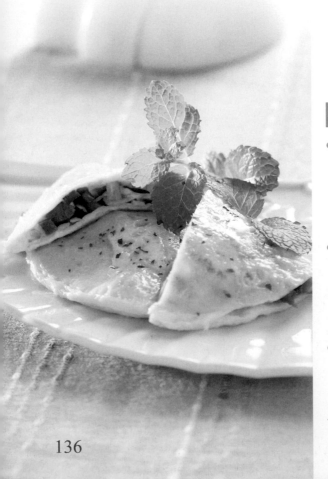

營養師的小叮嚀

● 香菇也為少數含植物性維生素 D_2 的材料。蘆筍含豐富的葉酸，可預防貧血。對於乳糖不耐的更年期婦女，硬起司的發酵過程會降低其乳糖成分，比牛奶較不易引起乳糖不耐的腸胃道症狀。

● 若使用乾香菇，其香菇頭較硬，可切除，留著熬高湯或湯頭。蘆筍底部纖維化的部分質地較粗，不易咀嚼，可切細末以改善質地，纖維化部分含豐富的木質素，有益於動脈硬化、糖尿病及大腸癌的預防，不要輕易丟棄。

● 葵花油含豐富的維生素 E，具抗氧化功能，有助預防老化及多種慢性病。若平時照射到陽光的機會不多，可選用 ADE 葵花油或沙拉油，來補充其維生素 D。

主菜
五色杏鮑菇

| 防癌、抗老化、邁向健康老年 |

黃豆及蛋類	蔬菜類	油脂類
0.25 份	0.75 份	2 份

材　料

杏鮑菇	100 克
胡蘿蔔	100 克
黃甜椒	1 個
毛豆	50 克
杏仁	20 顆
麻油	2 大匙
薑末	少許

調味料

鹽	少許

作　法

1 杏鮑菇洗淨，切片；胡蘿蔔洗淨去皮，切片；黃甜椒洗淨剖半，去籽，切片；毛豆洗淨。

2 作法 1 的材料分別放入滾水中汆燙一下，撈起，瀝乾水分。

3 炒鍋加入麻油燒熱，放入薑末爆香，加入杏鮑菇、胡蘿蔔、黃甜椒拌炒。

4 放入毛豆、杏仁炒勻，以小火燜煮至熟，起鍋前加鹽調味即可。

營養師的小叮嚀

● 菇類及杏仁含抗氧化物質，研究顯示抗氧化營養素（如維生素 E 等）的保健功效，可抗老化、防癌等，每天由健康素食中攝取天然的抗氧化物質，更是邁向健康老年的不二法門。

● 杏鮑菇可直切半後，於其肥厚的香菇頭刻斜紋（如同素魷魚刻花），其質感厚實，鮮香美味，可代替過度加工的素魷魚。新鮮毛豆應延長其汆燙時間至 3 分鐘，以破壞掉毛豆中會影響蛋白質消化的胰蛋白酶抑制劑。

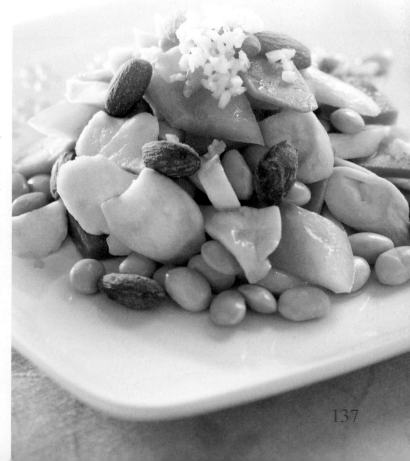

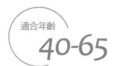
配菜
涼拌秋葵沙拉

| 增加鈣質攝取、增進泌尿系統健康 |

蔬菜類
0.5 份

作 法

1 秋葵洗淨，放入滾水中汆燙至熟，撈起，放入冰水中浸涼。

2 將秋葵撈起，瀝乾水分，裝入盤中。

3 全部的調味料放入容器中，攪拌均勻，淋在秋葵上面，即可。

材 料
秋葵 ———————— 200 克

調味料
薑末 ———————— 少許
味噌 ———————— 1 茶匙
醬油 ———————— 1 大匙
素蠔油 ———————— 1 大匙
糖 ———————— 1 茶匙
梅子醋 ———————— 1 茶匙

營養師的小叮嚀

● 秋葵含豐富的鈣質，對患有乳糖不耐者是不錯的鈣質來源，每 100 公克含鈣 104 毫克，保護面臨骨質疏鬆威脅的更年期婦女。同時秋葵也含豐富維生素 A，對於視覺的感光及呼吸道、消化道、生殖泌尿系統等上皮細胞的健康扮演重要的角色，秋葵對於更年期男女性來說，是一種很理想的食材。

● 購買秋葵盡量選擇顏色翠綠無污點，過度成熟的秋葵其質地較粗硬，且新鮮度降低。不怕苦的話，也可以山苦瓜代替秋葵，近年來動物研究顯示，山苦瓜有益血糖控制，山苦瓜切細片讓調味汁滲入瓜肉，冷藏後再食用，更具苦盡甘來的風味。

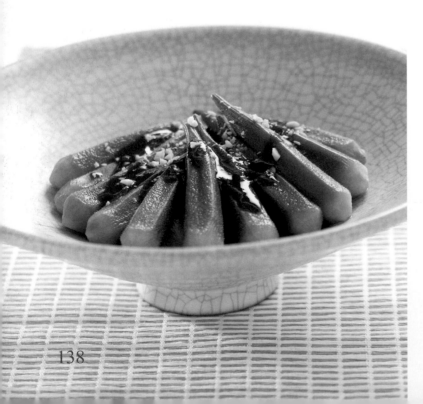

配菜
麻油香菇紅鳳菜

| 補充鐵質與鈣質、調節生理作用 |

蔬菜類	油脂類
0.5 份	1.5 份

材 料

紅鳳菜 ——————— 200 克
香菇 ——————————— 3 朵
老薑 —————————— 5 ～ 6 片

調味料

麻油 ——————————— 2 大匙
鹽 ———————————————— 少許

作 法

1　紅鳳菜摘取嫩葉，洗淨；香菇泡水至軟，去除蒂頭，切片狀；老薑切絲。

2　炒鍋加入麻油燒熱，轉中火，放入薑絲及香菇爆香。

3　放入紅鳳菜拌炒至熟，起鍋前加鹽調味即可。

營養師的小叮嚀

● 紅鳳菜含豐富鐵質及鈣質，可預防貧血，及更年期的骨質流失，是素食者的最佳聖品。選擇紅鳳菜以上下綠紫葉片色澤對比明顯，用手折梗容易斷裂較佳。

● 必需脂肪酸是一種人體無法自行製造，必須由食物中獲得的脂質，具有調節生理作用，與荷爾蒙類似。這一道菜用維生素 A 含量高的紅鳳菜，搭配含有豐富必需脂肪酸的麻油，再加上麻油與香菇特殊的香味，美味又營養，可說是一吃數得。

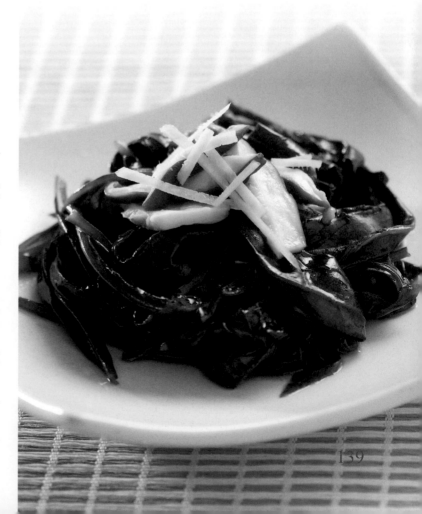

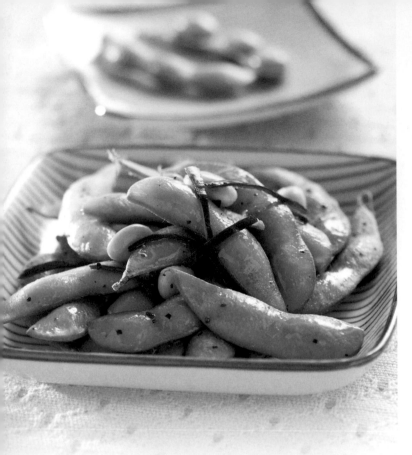

適合年齡
40-65

配菜
椒鹽香毛豆

| 補充營養，緩和更年期不適 |

黃豆及蛋類	油脂類
1 份	1.5 份

材　料
冷凍毛豆夾————500 克
辣椒絲——————少許

調味料
黑胡椒——————1 大匙
白胡椒——————1 大匙
鹽————————2 茶匙
芝麻油—————— 2 大匙

作　法

1　冷凍毛豆夾放入滾水中汆燙約 2 分鐘，撈起，瀝乾水分，裝入容器中。

2　加入黑胡椒、白胡椒、鹽拌勻，移入冰箱冷藏約半天至入味。

3　取出，拌入芝麻油及辣椒絲，再移入冰箱冷藏約半天，待麻油香味滲入毛豆夾即可。若暫不食用，可移入冰箱冷凍保存。

營養師的小叮嚀

- 毛豆為未成熟的黃豆，不但味美，且營養成分豐富多樣，如黃豆蛋白質及纖維質，有益於預防心血管疾病。毛豆含豐富的異黃酮，其結構類似雌激素，有助緩和更年期因雌激素分泌降低引起的不適症狀，如燥熱、不安、失眠等。

- 毛豆品種的先決條件是豆粒大、種皮黃、肉結實硬挺、顆粒大則口感愈佳。莢果絨毛稀疏而色淺，莢果含 2 粒豆仁以上，外觀翠綠、無蟲孔病斑者為佳。可用手摸毛豆顆粒鼓的愈高，其品質愈好。

- 若使用新鮮毛豆，汆燙毛豆時可加入八角 1 粒，去除豆菁味，或是汆燙好的毛豆也可以用菊花水、鹽、黑胡椒粒浸泡入味，呈現另一種素食風味。若是使用新鮮的毛豆，可用少許的鹽搓除表面的絨毛。

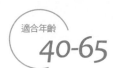

適合年齡 **40-65**

湯品
青木瓜八珍大補湯

| 促進腸道蠕動、預防便祕、增強體力 |

主食類	黃豆及蛋類	蔬菜類	水果類	油脂類
0.8 份	0.7 份	1 份	0.5 份	0.6 份

材料

青木瓜	1 顆
香菇	8 朵
素肉	200 克
燉素羊肉	200 克
薑片	12 片

調味料

八珍大補藥包	1 包
鹽	2 小匙
香油	1 茶匙

作　法

1. 青木瓜洗淨，去皮及籽，切滾刀塊；香菇用水浸泡至軟，切對半；素肉、燉素羊肉用水浸泡至軟。

2. 水 12 碗倒入鍋中，加入八珍大補藥包煮沸，轉中小火煮剩 6 碗，撈起藥包，即成藥膳高湯。

3. 炒鍋加入少許的香油，放入薑片、香菇爆香，續入素肉、燉素羊肉拌炒，放入**作法 2**的藥膳高湯中。

4. 再加入青木瓜，移入電鍋中，外鍋水 2 杯，煮至開關跳起，取出，放鹽調味，即可。

營養師的小叮嚀

- 八珍補湯是由四物補湯、四君子湯所組成，身體貧血、元氣衰弱、易疲倦者可飲用，增強體力。對於燥熱體質者則需適量或少量食用。

- 青木瓜中所含的蛋白分解酵素（papain）及纖維含量，均比成熟木瓜高，可幫助蛋白質消化吸收，對容易脹氣的更年期婦女可促進腸蠕動與胃排空，緩解預防便祕。

- 在炎熱的夏天，食欲不振時，不妨試試看將青木瓜切細片，用醋醃過後，洗淨，再用醋、百香果與少許的鹽、糖拌一拌，冷藏後更好吃。

更年期　調理改善食譜

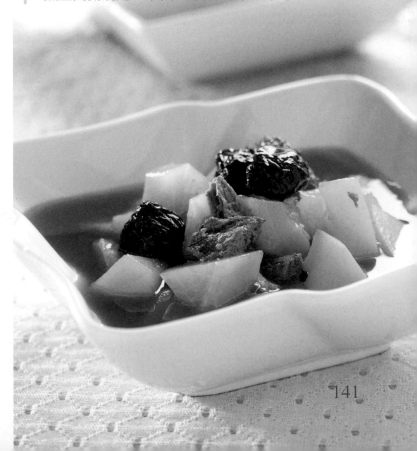

141

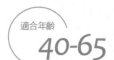
湯品
松子味噌海芽湯

| 補充異黃酮、舒緩更年期不適 |

黃豆及蛋類	蔬菜類	油脂類
0.5 份	0.33 份	0.25 份

作 法

1 胡蘿蔔洗淨去皮，切丁，放入容器中，移入電鍋中蒸熟取出。

2 豆腐用冷開水沖淨，切小塊；海帶芽用水沖淨。

3 水 1000c.c. 倒入鍋中，放入薑片，煮沸約 5 ～ 10 分鐘，撈除薑片，放入胡蘿蔔、豆腐、海帶芽，煮約 2 分鐘。

4 以 600c.c. 的水與味噌拌勻，加味噌水到鍋中攪拌均勻，再放入砂糖煮約 1 分鐘，撒上松子，即可。

材 料

胡蘿蔔	100 克
豆腐	2 塊
海帶芽	1/2 杯
松子	2 大匙
薑片	4 ～ 5 片

調味料

味噌	3 大匙
砂糖	2 茶匙

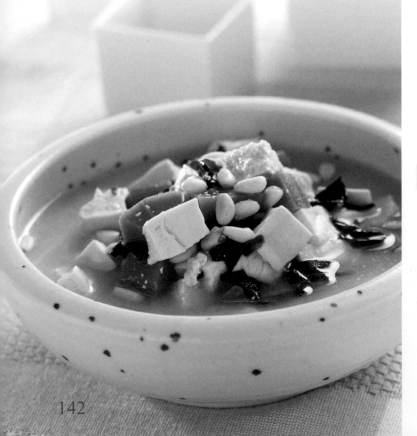

營養師的小叮嚀

● 起鍋前放入松子，讓此道湯品更別具風味。松子富含維生素 E，豆腐及味噌除了提供優質黃豆蛋白，更無形中補給了有益更年期的多酚類物質——異黃酮。

● 海帶芽含豐富的礦物質、抗氧化物質，也於動物實驗中發現有抗癌功效，有助於維護更年期婦女的健康。

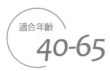

湯品

護眼蔬菜湯

| 預防黃斑變性與白內障 |

蔬菜類	油脂類
1.5 份	0.75 份

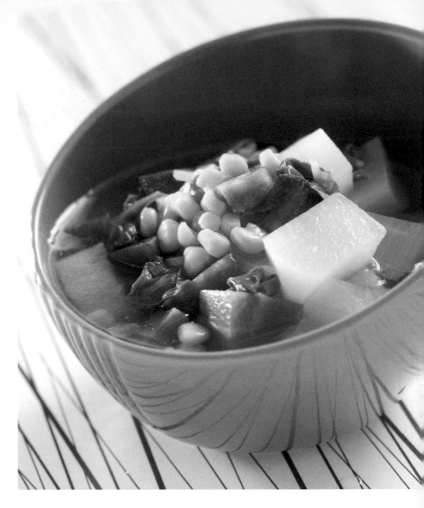

材　料

白蘿蔔————————100 克
胡蘿蔔————————1 根
牛番茄————————2 顆
莧菜—————————100 克
薑——————————4 ～ 5 片
玉米粒————————兩大匙

調味料

香油—————————1 大匙
鹽——————————少許

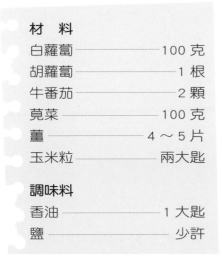

作　法

1　白蘿蔔、胡蘿蔔洗淨，去皮，切塊；番茄洗淨，切塊；莧菜洗淨，切段。

2　白蘿蔔、胡蘿蔔、香油、薑片放入鍋中，加入水 800c.c. 煮沸，轉小火煮約 20 ～ 30 分鐘。

3　加入番茄、玉米粒煮約 5 分鐘，放入莧菜煮至熟，加鹽調味即可。

營養師的小叮嚀

- 莧菜含豐富的葉黃素，對眼睛有保護作用，有益於老年性黃斑變性及白內障。其他蔬菜，像菠菜、紅莧菜、九層塔等都是葉黃素含量豐富的食材，可自行做變化。
- 此道食譜含豐富脂溶性類胡蘿蔔素，適合和油脂含量較高的正餐一起使用，才能更有效地吸收。
- 隨著年紀增長，更年期容易眼力退化，除了食補外，別忘了適當的戶外活動，避免過度勞累。

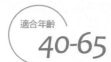

點心

桂圓紫米紅豆粥

| 預防便祕、舒緩憂鬱情緒 |

主食類	水果類	醣類
2 份	1 份	1 份

材　料

紫糯米 —————— 3 杯
紅豆 ——————— 1 杯
桂圓肉 ————— 80 克

調味料

紅砂糖 ————— 3 大匙

作　法

1　紫糯米洗淨後，浸泡冷水約 2 小時，瀝乾水分；紅豆洗淨，浸泡冷水約 4 ～ 5 小時。

2　將紫糯米、紅豆、桂圓肉放入鍋中，加入水 4.5 杯，外鍋加水 1.5 杯。

3　移入電鍋中，煮至開關跳起，加入紅砂糖拌勻，即可。

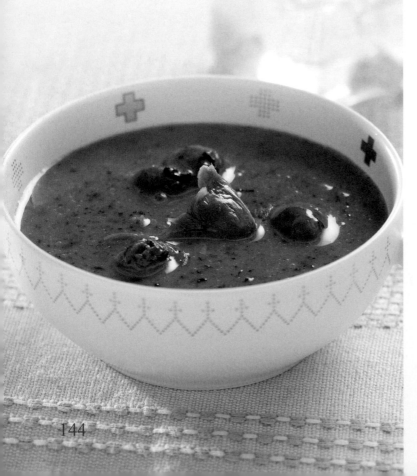

營養師的小叮嚀

● 紫糯米及紅豆均含有豐富的膳食纖維、鉀、鎂、鋅及鐵等，吃一碗就可以吃到 5 毫克的鐵質，約更年期婦女每日需要量的一半。建議在餐後補充一份水果，更可以增加鐵質的吸收率。而不嗜甜食者，可少放一些紅砂糖。

● 此道食譜可以當正餐的主食，它豐富的膳食纖維是白飯的 6 倍之多，可促進腸蠕動，改善排便不順的困擾。此外，豐富的碳水化合物可增加神經傳遞物質 Seratonin，有助抗除憂鬱，一舉數得。

40-65

點心
無花果糖蜜根湯

| 增加鈣質攝取、預防骨質疏鬆症 |

主食類	水果類	醣類
1.2 份	1 份	5 份

材料
地瓜 ——————— 2 小條
（約 200 克）
山藥 ——————— 100 克
無花果 ——————— 12 顆
水 ——————— 1000c.c.
老薑片 ——————— 4〜5 片

調味料
有機黑糖蜜 ——————— 2 大匙

作法

1 地瓜、山藥分別洗淨，去皮，切小塊狀；無花果用水沖淨，切對半。

2 水 1000c.c. 倒入鍋中，以大火煮沸，加入薑片煮約 10〜15 分鐘。

3 再放入地瓜，以中火煮約 10〜15 分鐘，加入山藥、無花果煮至熟，加入黑糖蜜攪拌均勻即可。

營養師的小叮嚀

● 地瓜富含纖維素，有助於排便及慢性病預防；無花果含豐富的鈣質，而且 5 顆無花果相當於 1 杯牛奶的鈣質，對於全素者或有乳糖不耐症，及少喝牛奶的更年期婦女，能幫助增加鈣質，以減少骨質流失。

● 黑糖蜜更同時含有豐富的鐵質與鈣質，可協助預防更年期骨質疏鬆，也可增加鐵質的攝取。黑糖蜜是由黑糖精製成白糖的產物，因此建議選擇有機來源，可避免農藥殘留。

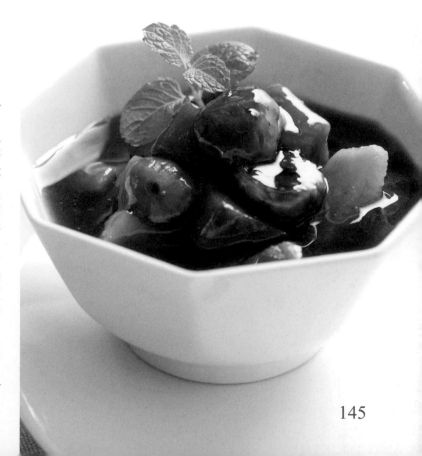

點心

活力水果沙拉

| 增進鐵質的吸收率、預防缺鐵性貧血 |

水果類	醣類
1 份	0.5 份

材　料

火龍果	120 克
哈密瓜	225 克
柳橙	1 顆
聖女番茄	23 顆
檸檬	1 顆

調味料

黑糖蜜	1 大匙

作　法

1　火龍果、哈密瓜、柳橙分別洗淨，去皮，切塊；小番茄洗淨；檸檬擠汁備用。

2　檸檬汁加入黑糖蜜拌勻，即成醬汁。

3　火龍果、哈密瓜、柳橙、番茄放入容器中，沾醬食用即可。

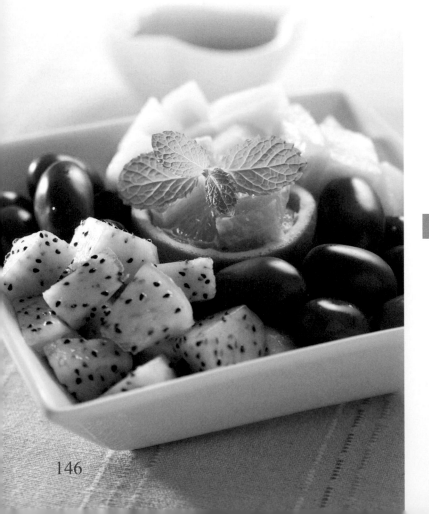

營養師的小叮嚀

● 老化過程當中，胃酸分泌可能會逐漸下降，使鐵質吸收更不容易。不過，植物性的非血鐵質吸收力雖不如動物性的血鐵質，但只要在攝取高鐵食物的同時，食用富含維生素 C 的食物（如新鮮水果），即可增加鐵質的吸收效率。黑糖蜜含豐富的鐵質，可調和素食婦女容易因缺鐵造成的貧血。

點心
香甜奶露

| 延緩老化、避免心血管疾病 |

主食類	奶類	油脂類
1 份	0.5 份	1.5 份

材　料

西谷米	8 大匙
低脂高鈣鮮奶	2 杯
椰奶	100c.c.
熟花生	4 大匙

調味料

白砂糖	適量

作　法

1. 西谷米放入滾水中煮約 2～3 分鐘，加蓋燜至粉心透白，撈起，浸泡冷開水，待涼。

2. 鮮奶、椰奶倒入鍋中，以中火溫熱。

3. 加入熟花生、白砂糖拌勻，放入西谷米即可。

營養師的小叮嚀

- 椰奶含有較高飽和脂肪酸，平時不宜過量食用。

- 此道食譜含有豐富蛋白質及不飽和脂肪酸的花生，及強化鈣質的低脂鮮奶，均衡了椰奶的缺點。不但如此，還吃到其他多種的營養素，如鈣質、維生素 B 群、維生素 A、鉀等。溫熱或放涼食用皆可，是個營養價值頗高的午茶點心。

- 花生含豐富的白藜蘆醇，有益抗心血管疾病及老化，但須小心挑選花生，選擇新鮮、完整的花生，因黴菌容易在破損處生長而發霉，易產生致癌的黃麴毒素。

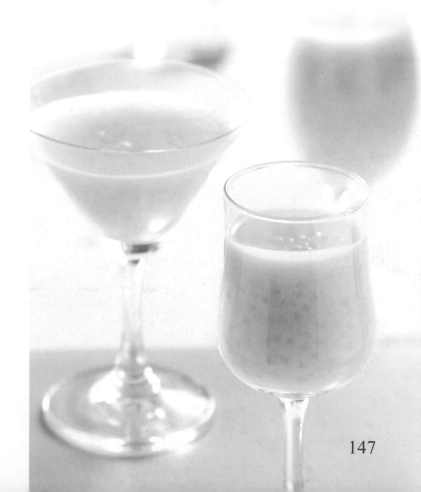

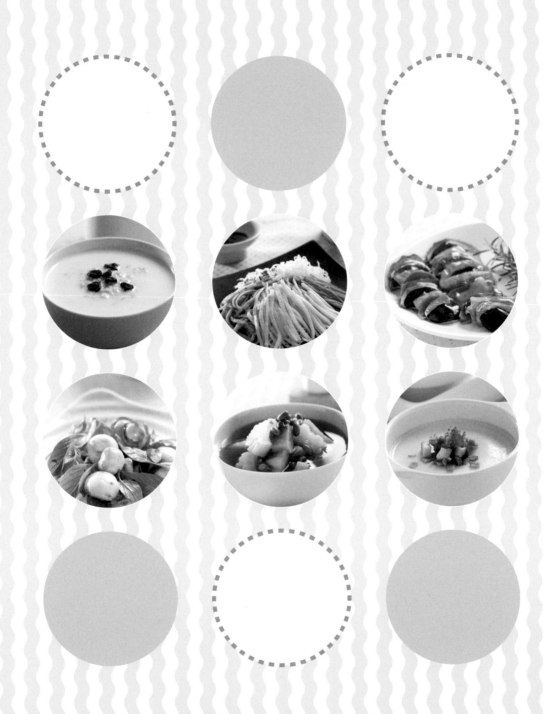

銀髮期

健康樂活食譜

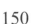

由於現今科技、醫藥的發達，使得近幾年已逐漸步入老年化的社會，根據統計，2006年台灣65歲以上老年人口已占總人口數一成，預估2026年將激增至兩成。

衛福部曾表示，目前老年人的日常生活照顧品質參差不齊，特別是飲食照護方面，如果每天的飲食能達到營養均衡，可以減緩或預防老化和疾病的發生，維持良好的生活品質。

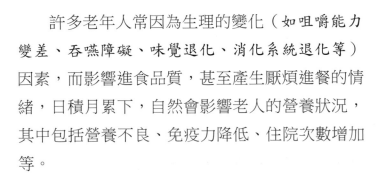

許多老年人常因為生理的變化（如咀嚼能力變差、吞嚥障礙、味覺退化、消化系統退化等）因素，而影響進食品質，甚至產生厭煩進餐的情緒，日積月累下，自然會影響老人的營養狀況，其中包括營養不良、免疫力降低、住院次數增加等。

根據衛福部於1998～2002年所做的「第二次國民營養健康狀況變遷調查」（調查對象為65歲以上老人）。調查結果顯示，老年人熱量、維生素B_1、葉酸、鐵質均有達到參考攝取量，但由於老年人體能活動較低，因此老年肥胖盛行率也稍高。

而維生素B_2在歷年的國民營養調查中，平均攝取量均顯不足。分析發現，當維生素B_2、B_6與B_{12}三種維生素充足時，葉酸臨界缺乏的老年人仍有較高的中風、腎功能不全及白內障盛行率。

在鈣質攝取方面，老人鈣質每日平均攝取量僅達建議量的六成，因此多數可能有骨質密度低下的情形。

由此可知，老人的飲食多半缺乏鈣、維生素B$_2$，且老人的飲食習慣大多偏向高油、高鹽、低纖，與現今的健康飲食——「低油、低鹽、高纖」背道而馳。如何藉由不同的食物、簡單的烹調方式，給予生理、心理均產生變化的老人一份健康的飲食，正是本章所要提倡的。

雖然老人的生理變化為不可逆，但是仍可以得到「低油、低鹽、低糖、高纖、高鈣」的健康飲食，以增進老年人的生活品質。

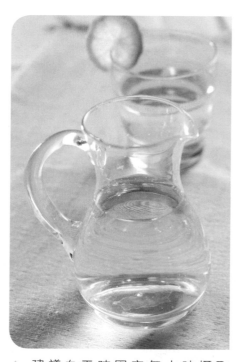

▲ 建議白天時固定每小時攝取100 ～ 200 毫升的水，可避免尿酸偏高、泌尿道感染。

而老年人常因渴覺中樞退化而不覺得渴，同時擔心常跑廁所會麻煩，所以水分攝取量通常也會有不足的現象，造成有尿酸偏高、脫水等現象產生。其實，鼓勵老年人固定在每小時攝取100～200毫升的水分，除了不會造成老年人的負擔外，更可避免水分攝取不足所造成的疾病，如尿酸偏高、泌尿道感染等。

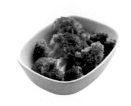

銀髮期素食者的飲食規劃

‧維持理想體重

由於老年人的活動量減少、代謝減慢。因此，若攝取與以往相同的熱量，常常造成體重過重，並影響慢性疾病的罹患率增加。所以，養成良好的飲食習慣（三低一高：低油、低鹽、低糖、高纖）及適當的運動，是維持理想體重的不二法門。

‧養成清淡的飲食習慣

老年人的味蕾退化，加上以往的飲食習慣，常會導致老年人偏向重口味的搭配。建議逐步養成清淡的飲食習慣，除了減少慢性疾病的罹患率外，可讓腸胃更輕鬆。

‧減少飲食中油脂及膽固醇攝取量

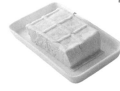

建議可以適當的豆腐、豆乾等優質卻又無膽固醇的植物性蛋白質食物，取代部分高油脂、高膽固醇的動物性蛋白質來源。

‧維持每天三小碟（約300克）的蔬菜

雖然咀嚼能力的不良，常是導致老年人不愛攝取蔬菜等富含纖維質食物的主要原因，但適當的選擇軟質蔬菜，或以不同烹調方式（如用燙的、煮軟一點），均可克服咀嚼不良的問題。多攝取富含纖維質的蔬菜，可以緩解便祕，又可減少癌症（如大腸直腸癌）罹患率及減重。也可多攝取抗氧化的食材，如番茄、胡蘿蔔、綠花椰菜等。

‧補充營養素

　　避免蛋白質、鈣質、鋅、鐵、維生素B_2、A、D、C等攝取不足。雖然老年人也會以適當曬太陽來增加體內鈣質的吸收，但由於體內維生素D製造已無法像年輕時快速與良好，因此，建議老年人應更需均衡攝取各類食物，同時每天喝1杯（250毫升）牛奶，以及適當補充綜合維生素，可避免維生素、礦物質的不足。

‧少量多餐

　　老年人的活動量偏少，少量多餐可以讓飲食更為均衡且健康。建議每餐只要七分飽，並細嚼慢嚥，可讓銀髮族更無負擔地進食。

‧多喝開水

　　由於老年人的渴覺中樞逐漸退化，千萬不要等到口渴了才喝水，此時身體其實已呈現缺水狀態。若擔心晚上上廁所麻煩，可於白天每小時約攝取200毫升的水分，提醒自己要適當多喝水、多排尿，以避免造成泌尿道感染。

‧適當的運動

　　養成每日30分鐘的運動，可保持身體健康，延年益壽。若平日無運動習慣，可先由散步開始，適應後再逐步增加，不要勉強自己而造成運動傷害。

本節主筆　**林育芳**營養師

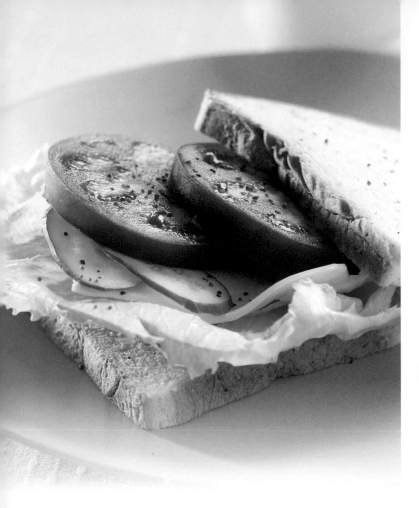

主食
健康三明治

| 高纖、低脂，美味又清爽 |

主食類	蔬菜類	奶類
4 份	0.35 份	0.5 份

材 料

全麥薄片吐司	8 片
小黃瓜	60 克
萵苣	40 克
低脂起司	4 片
大番茄片	8 片

調味料

黑胡椒	少許

作 法

1 小黃瓜洗淨，切片；萵苣洗淨，剝小片備用。

2 全麥薄片吐司放入烤箱微烤約 3 分鐘。

3 取全麥薄片吐司 1 片，擺上適量的萵苣、小黃瓜片、起司片、大番茄片，撒上少許黑胡椒，疊上全麥薄片吐司 1 片，即可。

營養師的小叮嚀

● 這道健康三明治是由蔬菜組成，富含纖維質，正好可以補足老人飲食中缺少膳食纖維的情形，建議可以作為早餐食用。

● 銀髮族食用三明治時，建議不要塗抹奶油、沙拉醬或番茄醬等調味料，以避免攝取過多的油脂及鹽份，可改用胡椒粉提高風味，若不喜歡則可不加。

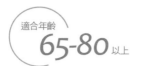
主食
牛奶高鈣燕麥片

| 補充營養，穩定神經系統 |

主食類	水果類	奶類
1 份	0.25 份	1 份

材　料
低脂奶粉 ——— 8 大匙
燕麥片 ——— 8 大匙
葡萄乾 ——— 20 顆

作　法

1 將溫開水 1200c.c. 放入容器中，加入低脂奶粉攪拌均勻。

2 加入燕麥片拌勻後，再放上葡萄乾，即可。

營養師的小叮嚀

● 牛奶及乳製品是「鈣」的最好來源，是維生素 B_2 和 B_{12} 的良好補給站。維生素 B_{12} 被認為是素食中最缺乏的營養素，牛乳中提供的 B_{12} 很容易滿足人體的需要。素食中的維生素 D 含量極少，但食物不是維生素 D 的主要來源，還可透過多曬太陽在皮下合成。

● 燕麥即使經過碾製加工，仍能保留胚芽與部分麩皮，和糙米、全麥等全穀類食品一樣，都是營養豐富的好食物。燕麥也含有豐富的維生素 B 群（尤其是 B_1）、E 及多種微量礦物質。燕麥的脂肪含量是穀類中最高的，其所含的脂肪酸也是以人體必需的亞麻油酸及次亞麻油酸為主。和其他的穀類比較起來，燕麥也含有更高量的鐵、鋅、鎂等礦物質。

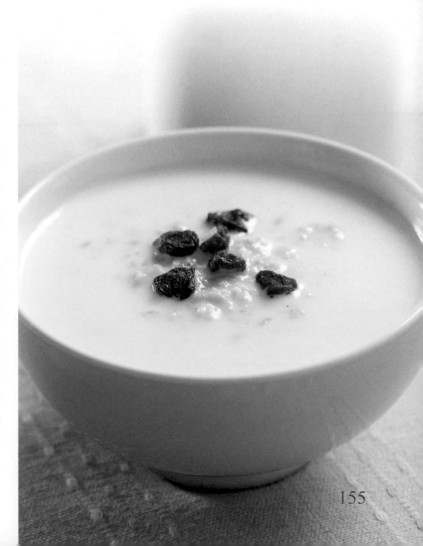

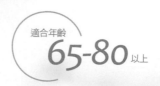

適合年齡
65-80 以上

主食
麻油麵線

| 優質的維生素 E 來源，可預防老化及抗癌 |

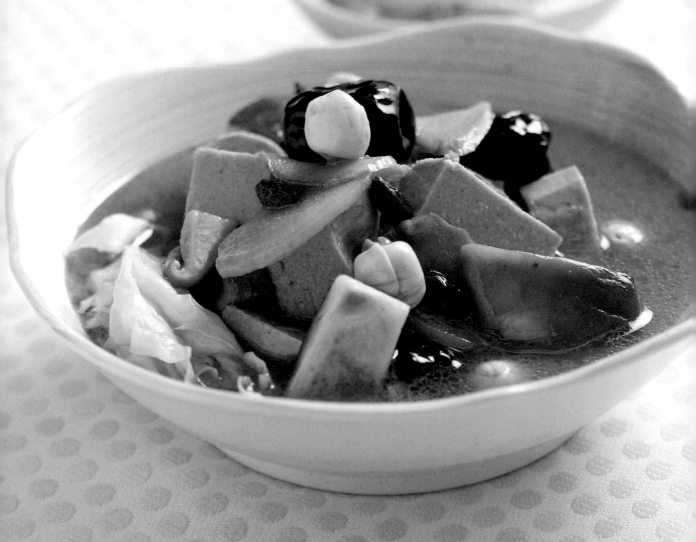

主食類	黃豆及蛋類	蔬菜類	水果類	油脂類
3.5 份	2.5 份	1.1 份	0.4 份	1.5 份

材 料

麵線	200 克
素雞	200 克
素火腿	100 克
小香菇	4 朵
蓮子	100 克
高麗菜	400 克
紅棗	15 顆
枸杞	2 大匙
老薑	5 片

調味料

胡麻油	6 茶匙
鹽	少許

作 法

1. 小香菇加水浸泡至軟，切塊；蓮子去芯，洗淨；高麗菜洗淨後切片；紅棗、枸杞洗淨備用。

2. 麵線、高麗菜分別放入滾水中煮約 3 分鐘至熟，撈起。

3. 炒鍋放入胡麻油燒熱，加入老薑片、香菇塊爆香，加入素雞、素火腿拌炒，倒入水 6 碗、蓮子、紅棗、枸杞及少許鹽煮沸。

4. 做法 3 倒入電鍋內鍋中，移入電鍋，外鍋加水 1 ～ 2 杯煮至開關跳起，取出，加入煮熟的麵線、高麗菜即可。

營養師的小叮嚀

- 胡麻油的營養和熱量都非常高，每 100 公克胡麻籽約有熱量 550 大卡、蛋白質 16 公克、脂肪 53 公克。此外，胡麻籽還含有鈣、磷、鐵等礦物質，以及維生素 B_1、B_2、E，其中維生素 E 更有抗氧化作用，可預防人體老化和抗癌作用。

- 此道食譜非常適合在冬天食用，除了能達到食補外，材料中的營養價值及食物質地，都非常適合老年人的飲食選擇。

主食
彩絲清心涼麵

| 營養豐富、好咀嚼，可提振食欲 |

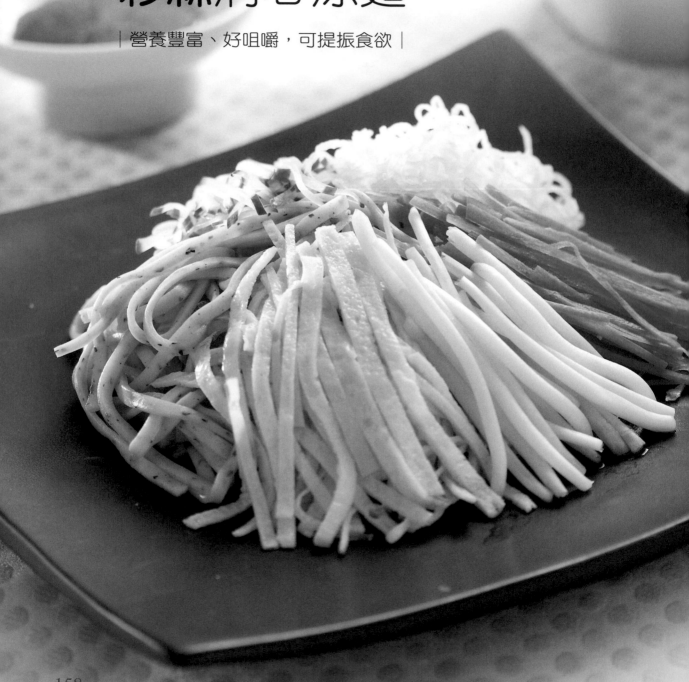

主食類	黃豆及蛋類	蔬菜類	油脂類
3 份	0.5 份	0.65 份	1 份

材　料

全麥麵條	240 克
胡蘿蔔絲	80 克
綠豆芽	40 克
蒟蒻絲	60 克
小黃瓜絲	80 克
雞蛋	2 顆

調味料

素高湯、醬油	各 80c.c.
醋	40c.c.
糖	40 克
香油	4 茶匙

作　法

1. 綠豆芽、蒟蒻絲洗淨；蛋打散備用；全部調味料放入容器中，攪拌均勻，即成醬汁。

2. 全麥麵條放入滾水中煮熟，撈起，浸泡冰水，待涼後撈起裝盤。

3. 胡蘿蔔絲、綠豆芽、蒟蒻絲分別放入滾水中汆燙一下，撈起，浸泡冰水，待涼備用。

4. 起油鍋，加入蛋液煎成蛋餅，取出，切成絲。

5. 將胡蘿蔔絲、綠豆芽、蒟蒻絲、小黃瓜絲、蛋絲，擺在全麥麵條的上面，淋上醬汁即可。

營養師的小叮嚀

- 此道食譜富含纖維質與蛋白質，質地又不會太硬，適合咀嚼能力退化的老人食用。

- 蛋中含有蛋白質、脂肪、卵磷脂、生物素、多種維生素及鐵、鈣等微量元素，對人體神經系統及生長發育有重大輔助；其蛋白質、鐵、鈣含量豐富，維生素也較齊全，只是維生素 C 含量不高，所以最好能輔以適量的蔬菜。

- 此道食譜除了顏色亮麗、營養豐富外，更可增加老人家的食欲，非常適合炎熱的夏季午餐餐點。

主菜

翡翠鮑魚菇

│ 顏色豐富、咀嚼容易，可增加纖維質攝取 │

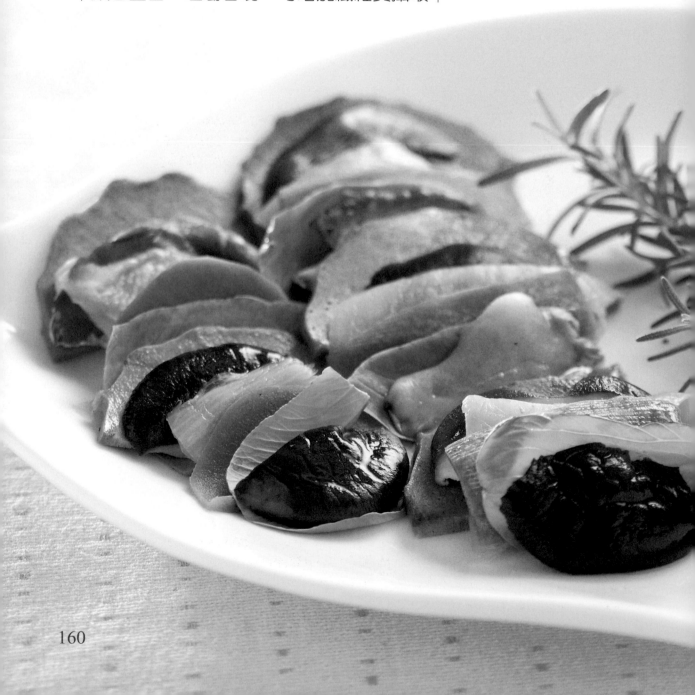

黃豆及蛋類	蔬菜類	油脂類
1.6 份	2 份	1.5 份

材 料

素火腿	500 克
香菇	8 大朵
酸菜心	200 克
胡蘿蔔	200 克
鮑魚菇	100 克
青江菜	100 克

調味料

素高湯	1 碗
鹽	4 茶匙
醬油	4 茶匙
胡椒粉	少許
香油	2 茶匙

作 法

1. 所有食材洗淨；素火腿切片；香菇泡軟；酸菜心、胡蘿蔔、鮑魚菇均切為長片狀，放入沸水中煮 2 分鐘後撈起備用。

2. 青江菜葉切小段，汆燙後放入冰水約 30 秒後撈起備用。

3. 起油鍋，放入素火腿片稍煎熟。準備一盤子，依序排上素火腿片、香菇片、酸菜心片、胡蘿蔔片、鮑魚菇片及青江菜備用。

4. 將素高湯加入調味料後，放入蒸籠，以大火蒸 10 分鐘後取出，淋在**作法 3** 的食材上即可。

營養師的小叮嚀

- 老年人多半因咀嚼能力退化，而不喜歡攝取蔬菜類食物，容易導致纖維質攝取量不足。而此道菜餚主要為搭配不同蔬菜類食物，除顏色豐富，食物質地也較軟，同時又可提供豐富的纖維質、蛋白質，適合老年人的配菜選擇。

- 烹調時，可依照老年人的喜好，自行調整食材汆燙的時間。

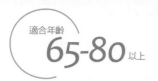

適合年齡
65-80 以上

主菜
香滷百頁豆腐

| 輕鬆補充豐富蛋白質、改善食欲不振 |

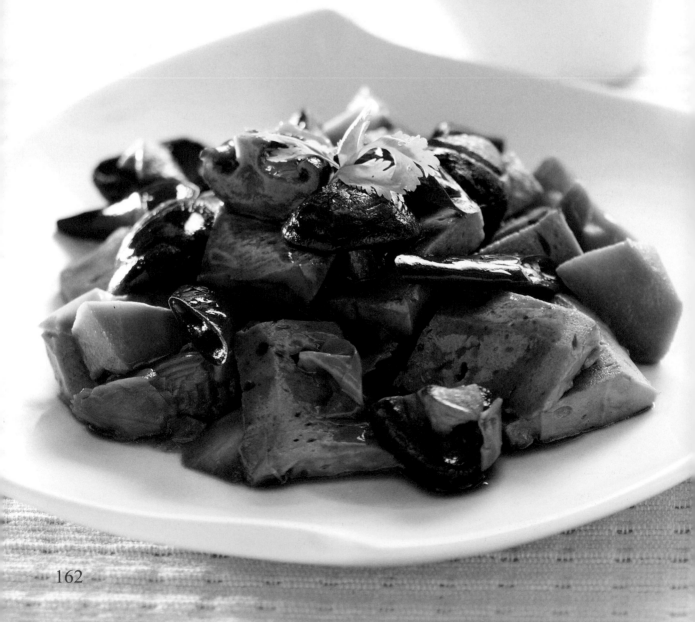

黃豆及蛋類	蔬菜類	油脂類
2 份	1 份	0.5 份

材　料

百頁豆腐―――――200 克
香菇―――――――100 克
竹筍―――――――300 克
薑片―――――――10 小片
辣椒―――――――2 ～ 3 條

調味料

滷包
(八角 20 粒、花椒 8 錢、甘草 8 片)
醬油―――――――100c.c.
醬油膏―――――――100c.c.
冰糖―――――――4 大匙
香油―――――――2 茶匙

作　法

1. 百頁豆腐用水沖淨，切塊；香菇泡水至軟，去除蒂頭；竹筍去皮，切塊；辣椒洗淨，切段。

2. 竹筍放入滾水中汆燙一下，撈起。

3. 水 500c.c. 倒入鍋中煮沸，加入全部的調味料及材料，以大火煮沸，轉小火煮約 30 分鐘，即可。

營養師的小叮嚀

● 調味料的部分，也可以市售的滷包取代。

● 可依照醬油、醬油膏的品牌不同酌量調味，但應避免添加過多。

● 因老年人的味蕾退化，飲食習慣均偏重口味，此道食譜除了有豐富的蛋白質外，適當的滷汁調味更可提升老年人的食欲，是一道下飯菜。

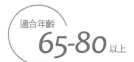

配菜
茄香白花椰菜炒蛋

| 營養美味、好消化、無負擔 |

黃豆及蛋類	蔬菜類	油脂類
0.5 份	0.6 份	1 份

材料

蛋	2 顆
大番茄	2 顆
白花椰菜	200 克

調味料

植物油	4 茶匙
鹽	2 茶匙
糖	1 茶匙

作　法

1. 將蛋殼洗淨備用。

2. 大番茄洗淨後切小塊；白花椰菜洗淨後切小朵備用。

3. 起油鍋，先放入白花椰菜炒軟，之後再加入大番茄拌炒，最後打入蛋並加入調味料，蛋炒熟後即可起鍋。

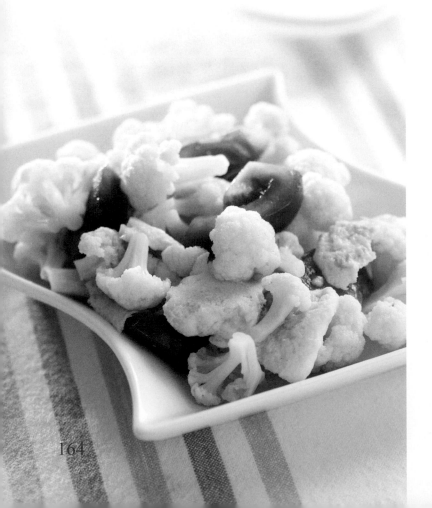

營養師的小叮嚀

● 大番茄富含茄紅素，為天然的抗氧化劑，對銀髮族而言，尤其是男性，更可預防攝護腺癌的發生。同時尚有多項維持身體健康的重要營養素，如維生素 A、B 群、C、鉀、β - 胡蘿蔔素等。平日多吃番茄，能幫助腸胃良好吸收及消化。任何食品中加入番茄烹煮，可中和油膩，使其口味更加美味。

● 此道菜餚，屬纖維含量較高的菜餚，很適合銀髮族攝取，同時，白花椰菜即使延長烹調時間煮到軟，都不會變色。

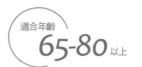

配菜
九層塔蘑菇

| 補充葉黃素攝取、刺激食欲 |

蔬菜類	油脂類
0.7 份	1 份

材 料

九層塔	60 克
蘑菇	200 克

調味料

植物油	2 茶匙
醬油	3 茶匙
黑胡椒粒	1 茶匙
海鹽	少許

作 法

1. 九層塔洗淨，瀝乾水分，切小段；蘑菇洗淨後備用。

2. 起油鍋，放入蘑菇先炒軟。

3. 最後加入九層塔、醬油、黑胡椒粒、海鹽拌炒約 2 分鐘後起鍋，即可。

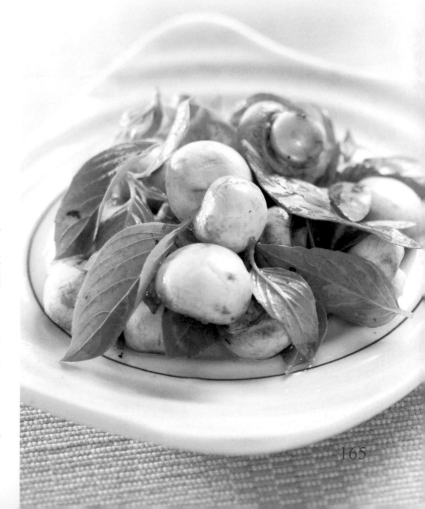

營養師的小叮嚀

- 九層塔可依食用者需求，將其切為小段，以易於咀嚼或吞嚥困難的銀髮族食用。

- 在台灣人口中的「九層塔」，其實就是「羅勒」，而羅勒可是西方的香草之王，很適合味覺已逐漸退化的銀髮族食用，九層塔並含有豐富維生素 A、C、磷及鈣質。

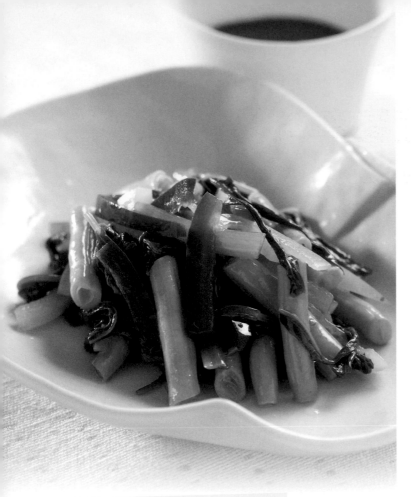

配菜
麻醬四色豆

| 促進腸道蠕動、幫助排便順暢 |

蔬菜類	油脂類
1 份	1 份

材　料

空心菜	100 克
四季豆	100 克
紅甜椒	100 克
黃甜椒	100 克
薑絲	10 克

調味料

芝麻醬、醬油	各 2 茶匙
糖、蘋果醋	各 1 茶匙
香油	2 茶匙

作　法

1　空心菜、四季豆分別洗淨後去蒂，並切成每段約 5 公分備用。

2　紅、黃甜椒分別洗淨，去籽後，切絲備用。

3　準備一鍋滾水，將切好的空心菜、四季豆、紅甜椒、黃甜椒分別放入，約 3 ～ 5 分鐘後撈起。

4　再加入芝麻醬、醬油、糖、蘋果醋、香油調味後拌勻即可。

營養師的小叮嚀

● 此道菜餚中的綠色葉菜類蔬菜，也可依照喜好或季節性改用菠菜。菠菜被稱為「蔬菜之王」，因為它的營養價值極高，有非常多的 β - 胡蘿蔔素，也是葉酸、鐵、鉀、鎂的極佳來源，而礦物質鎂、鉀，被發現可以降低血壓。

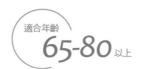

適合年齡
65-80 以上

湯品
味噌豆腐海帶湯

| 補充膳食纖維及優質蛋白質 |

黃豆及蛋類	蔬菜類
1 份	0.3 份

材 料

海帶芽 —————— 30 克
嫩豆腐 —————— 2 塊
素高湯 —————— 1000 c.c

調味料

味噌 —————— 30 克
糖 —————— 少許

作 法

1 海帶芽用水沖淨;嫩豆腐沖淨,切丁備用。

2 素高湯倒入鍋中煮沸,放入味噌攪拌均勻,加入嫩豆腐煮約 2 分鐘。

3 加入海帶芽煮熟,加糖調味即可。

營養師的小叮嚀

● 煮味噌湯時,應先加入味噌,待味噌煮化後,再加嫩豆腐,可使豆腐變得特別鮮嫩。

● 味噌是由黃豆、麴菌及鹽,經一段時間的發酵而製成,是一種營養、健康的發酵食品。但是很少人會自己動手做,它是以黃豆為原料,而黃豆的營養價值高,含豐富蛋白質、維生素 B 群等。豆腐也是一種營養價值頗高的食物,此兩種大豆類製品的食材,因質地較軟、口味柔和,很適合味覺退化且咀嚼能力減弱的銀髮族食用。

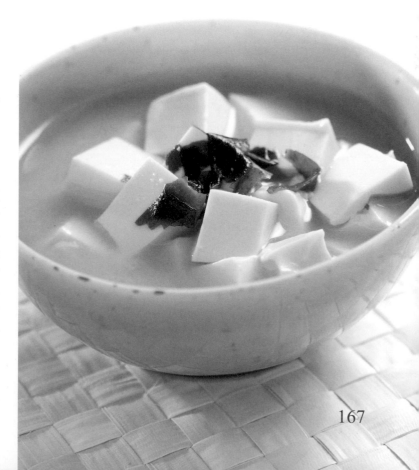

湯品
苦瓜鳳梨湯
| 增加纖維質攝取、幫助消化 |

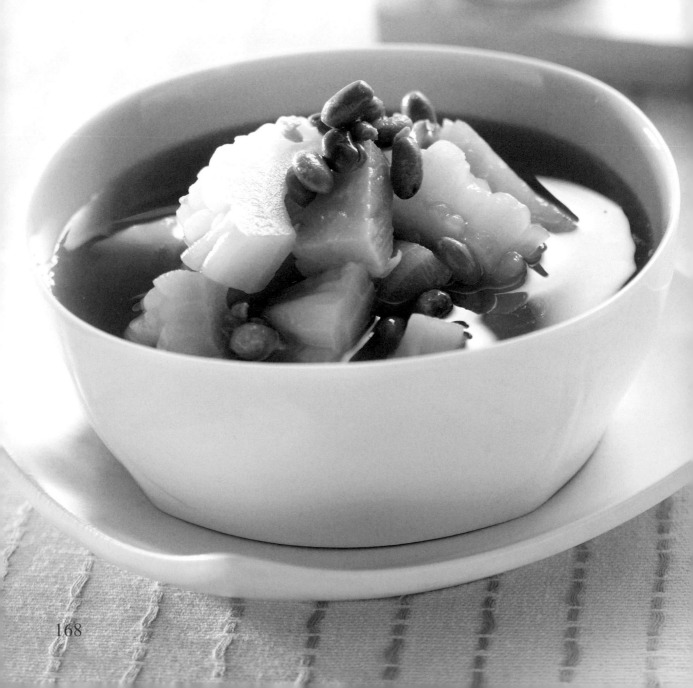

蔬菜類
2.5 份

材 料
苦瓜 ——————— 2 條
鹹鳳梨醬 ———— 2 湯匙

調味料
鹽 ——————————— 少許

作 法

1 苦瓜洗淨，去籽，切塊。

2 將水 1000c.c. 煮沸，放入苦瓜、鳳梨醬燉煮約 30 分鐘。

3 加鹽調味，即可食用。

營養師的小叮嚀

● 可依照個人喜好加入少量的鳳梨（如 130 克，即 2 個小半圓片大小），但是鳳梨屬水果類，所以添加後熱量將會增加 61 大卡。

● 苦瓜原產於印度，是一種營養價值極高的瓜類蔬菜，含有蛋白質、脂肪、醣類、鈣、磷、鐵、胡蘿蔔素、核黃素、維生素 C 等成分。其所含的維生素 B_1 是瓜類蔬菜中最高的，而其所含的維生素 C 也是菜瓜、甜瓜、絲瓜的 10 ～ 20 倍。

● 滋味酸甜的鳳梨含豐富的維生素 B_1，其中的鳳梨酵素還能幫助消化。鳳梨中的鉀含量也不少，加上濃郁的芳香風味，適合高血壓患者作為烹煮食物的調味劑，可減少鹽用量。而且鳳梨富含豐富纖維質，因此，對於纖維質攝取量偏少的銀髮族而言，非常適合食用。

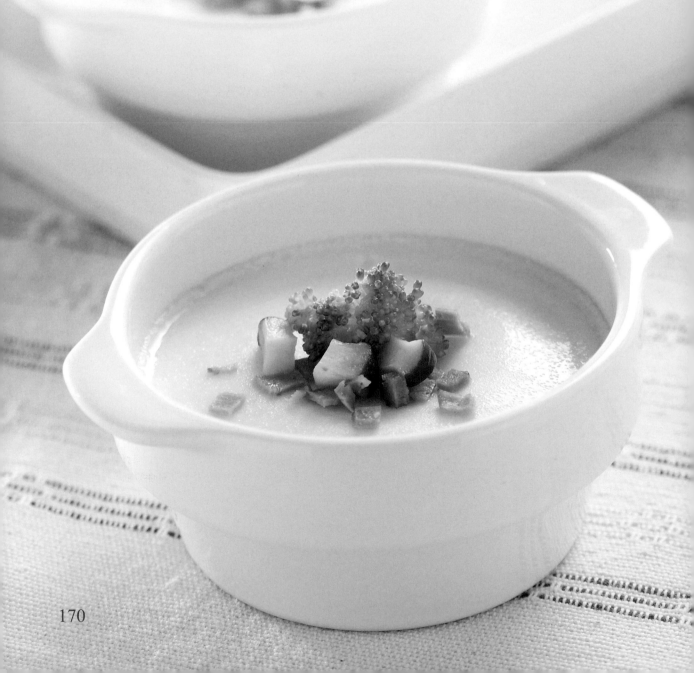

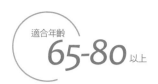

適合年齡
65-80 以上

點心
西蘭茶碗蒸

| 良好蛋白質的來源、口感滑嫩又鮮美 |

黃豆及蛋類	蔬菜類
1.1 份	0.15 份

材 料

蛋	4 顆
鮮香菇	4 朵
素火腿	4 薄片
綠花椰菜	4 小朵

調味料

素高湯	500c.c.
醬油	1 茶匙

作 法

1 蛋打散，加入素高湯及醬油拌勻，並過篩濾掉雜質，裝入容器中備用。

2 鮮香菇洗淨，去除蒂頭，切小塊；素火腿切小片狀、綠花椰菜洗淨備用。

3 作法 1 移入蒸鍋中，蒸約 2 分鐘，打開鍋蓋，放入香菇、素火腿、綠花椰菜，轉中小火續蒸約 10 分鐘，取出即可。

營養師的小叮嚀

● 在**作法 3** 中續蒸時，鍋蓋要留一小隙縫，不蓋緊，這樣蒸出來的蛋，表面不會有氣孔，口感更滑順，才會又嫩又鮮美。此道點心除了可用鍋子蒸煮之外，也可以改用電鍋蒸熟。

● 蛋為營養均衡且豐富的食物，為提供良好蛋白質的來源，而蒸蛋的質地較軟，且油脂含量少，很適合咀嚼能力退化的銀髮族食用。

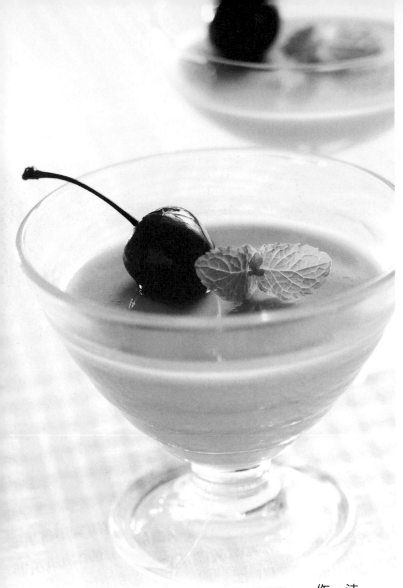

點心
木瓜牛奶布丁

| 防癌、抗老、助消化與排便 |

水果類	奶類
0.5 份	0.8 份

材 料

大木瓜	1/2 顆
原味鮮奶	800c.c.
濃縮洋菜	1 小包
	（5 公克）

作 法

1 將木瓜洗淨，對半切開後去籽及皮，切小塊。

2 把木瓜塊及鮮奶倒入果汁機中攪打均勻後，倒入鍋中，加入濃縮洋菜 1 小包，加熱並持續攪拌至煮沸。

3 煮沸後，馬上倒入杯子或其他容器內，放涼（凝固）即可。

營養師的小叮嚀

● 木瓜富含維生素 A、B_1、B_2、C、多種礦物質（鐵、鈣、鉀）、蛋白質、木瓜酵素、纖維質等，其中維生素 A 及維生素 C 的含量特別高。其肉色鮮紅，含有大量的 β-類胡蘿蔔素，是橙類含量的 5 倍。β-類胡蘿蔔素是一種天然的抗氧化劑，能有效對抗使人體加速衰老的游離基離子（radicalion），也有防癌、抗老化的功效。

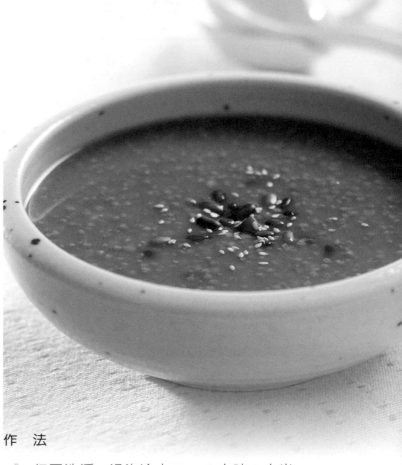

點心
紅豆小米粥

| 活血補氣、營養價值高 |

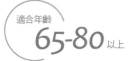

主食類
3.5 份

材 料
紅豆 ———————— 240 克
小米 ———————— 120 克

調味料
紅糖 ———————— 適量

作 法

1 紅豆洗淨，浸泡冷水 5～6 小時；小米淘洗乾淨。

2 紅豆放入鍋中，加入水 5 杯煮沸，轉小火煮至快熟。

3 再加入小米一起煮至黏稠，放入紅糖拌勻，即可。

營養師的小叮嚀

● 此粥色澤紅潤，香甜爽口。紅豆含豐富的蛋白質、甲硫胺酸、胱胺酸。而甲硫胺酸、胱胺酸是人體必需胺基酸之一。

● 小米穀粒在碾製過程中，「胚」的部分營養價值能完全保存，含豐富維生素 B、E、膳食纖維、硒、鈣、鐵等微量元素。此粥纖維素含量相當高（8.6%），僅低於燕麥而接近糙米，特別是小米的甲硫胺酸、色胺酸兩種必需胺基酸含量均明顯高於其他穀物。

● 製作過程中要注意火候大小控制，否則小米易黏鍋底。提醒：為了健康及血糖著想，建議避免添加過多紅糖。

Family 健康飲食HD5011X

新素│心素【暢銷修訂版】

作　　者／台北慈濟醫院總務室營養組
出版策劃／林幸惠
企劃編輯／羅月美

原水文化

總 編 輯／林小鈴
主　　編／陳玉春
企劃編輯／張棠紅
行銷企劃／洪沛澤
行銷副理／王維君
業務經理／羅越華

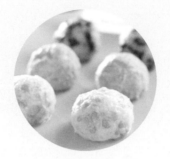

發 行 人／何飛鵬
出　　版／原水文化
　　　　　台北市民生東路二段141號8樓
　　　　　電話：02-2500-7008　傳真：02-2502-7676
　　　　　網址：http://citeh2o.pixnet.net/blog　E-mail：H2O@cite.com.tw

　　　　　靜思人文志業股份有限公司
　　　　　台北市大安區忠孝東路三段217巷7弄19號1樓
　　　　　電話：02-2898-9888　傳真：02-2898-9889
　　　　　網址：http://www.jingsi.com.tw
　　　　　郵撥帳號／06677883 戶名: 互愛人文志業股份有限公司

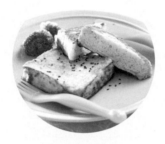

發　　行／英屬蓋曼群島商家庭傳媒股份有限公司城邦分公司
　　　　　台北市中山區民生東路二段141號2樓
　　　　　書虫客服服務專線：02-2500-7718；2500-7719
　　　　　24小時傳真專線：02-2500-1990；2500-1991
　　　　　服務時間：週一至週五9:30～12:00；13:30～17:00
　　　　　讀者服務信箱E-mail：service@readingclub.com.tw
劃撥帳號／19863813；戶名：書虫股份有限公司
香港發行／香港灣仔駱克道193號東超商業中心1樓
　　　　　電話：852-2508-6231　傳真：852-2578-9337
　　　　　電郵：hkcite@biznetvigator.com

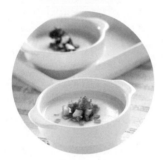

馬新發行／馬新發行／城邦（馬新）出版集團
　　　　　41, JalanRadinAnum, Bandar Baru Sri Petaling,
　　　　　57000 Kuala Lumpur, Malaysia.
　　　　　電話：603-905-78822　傳真：603- 905-76622
　　　　　電郵：cite@cite.com.my

城邦讀書花園
www.cite.com.tw

美術設計／艾優設計工作室
製版印刷／科億資訊科技有限公司
初版／2007年12月6日
初版十一刷／2012年7月23日
二版一刷／2014年12月25日
定價／350元　ISBN：978-986-5853-56-3

靜思人文
JING SI PUBLICATIONS

書號：TR1003
有著作權‧翻印必究（缺頁或破損請寄回更換）

國家圖書館出版品預行編目資料

新素。心素(暢銷修訂版)/ 慈濟醫院臺北分院總務
室營養組著. -- 二版. -- 臺北市：原水文化出出版：
家庭傳媒城邦分公司發行, 2014.12
　　面；　公分. -- (Family健康飲食；HD5011X)
ISBN 978-986-5853-56-3(平裝)
1.素食　2.素食食譜　3.養生

411.371　　　　　　　　　　　　103022303

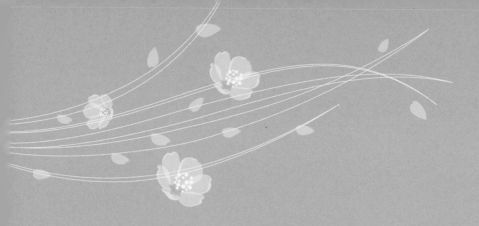

新素 心素

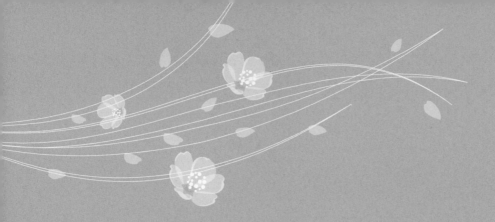

新素心素